かとうひさこの
ブラッシングガイド

加藤久子 著　Hisako. Kato, R.D.H., B.S.D.H

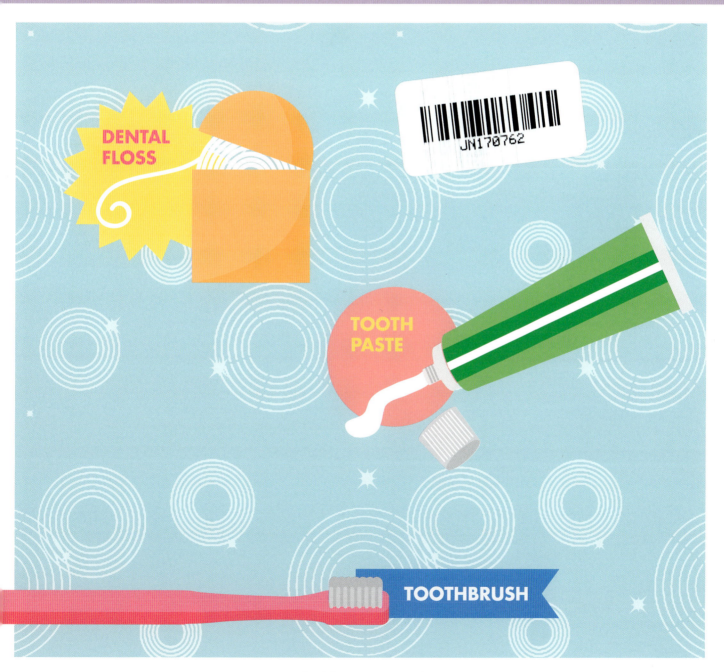

医歯薬出版株式会社

This book was originally published in Japanese under the title of :

KATŌ HISAKO-NO BURASHING GAIDO
(HISAKO KATŌ'S BRUSHING GUIDE)

HISAKO, KATŌ
R.D.H., B.S.D.H. DENTAL HYGIENIST

© 2015 1st ed.
ISHIYAKU PUBLISHERS, INC.
7-10 Honkomagome 1 chome, Bunkyo-ku,
Tokyo 113-8612, Japan

序　文

　今回の本は，歯科衛生士によるブラッシング指導を軸に，日米で学んだ知識，経験をふまえて新しい情報をお届けするように努め執筆いたしました．ブラッシングは歯科衛生士が患者さんに対して行うもっとも頻度が高い指導と処置のうちの一つです．そのため，各歯科衛生士が自分の経験則で行うのではなく，正しい知識と技術を身につけておかなければ，患者さんの健康にも影響を与えることになります．

　本書では，ブラッシング指導を行うために必要な，口腔内の基礎知識を解説するとともに，適切な技術を提供するためには適切な用具の知識をもつことも必要という観点から，歯ブラシをはじめ，歯間ブラシやフロスなどの補助用具，洗口剤，湿潤剤などの器具や薬剤の知識を写真やイラストを盛りこんで読みやすく紹介しています．

　また，超高齢社会のなか，研修会などでは高齢者に対するケアーについて質問を受けることが多くなりました．そのような状況を鑑み，往診において歯科衛生士が行う処置のポイント，義歯の知識および義歯のケアー，インプラントのケアーなどについても触れています．
　巻末では，歯科衛生士としての日常臨床に必要な知識を簡潔にまとめています．

　本書が読者の皆様のお役に立ち，患者さんの Quality of life に貢献するための指標になれば幸いです．

2015 年 11 月

加藤久子

かとうひさこの ブラッシングガイド CONTENTS

1. 基礎知識 2
  1. 歯周組織の基礎知識 2
    1．正常な歯肉 2
    2．歯肉の病的所見 3
      (1) 歯肉炎／(2) 歯周炎
    3．特に気をつけたい歯肉の形態異常 ... 3
      (1) フェストゥーン／(2) クレフト
    4．その他知っておきたい基礎的用語 ... 4
      (1) 口角炎／(2) 口内炎／(3) 象牙質知覚過敏／(4) ブラキシズム／(5) 咬耗／(6) 摩耗／(7) 根面う蝕

2. 歯ブラシ・補助的清掃器具 6
  1. 手用歯ブラシ 6
    1．手用歯ブラシの各部の名称 6
    2．ヘッドの特徴 7
    3．ネックの特徴 7
    4．刷毛部の特徴 8
      (1) 形態／(2) 毛先の加工形態／(3) 材質と硬さ
    5．歯ブラシの交換時期 9
    6．さまざまな手用歯ブラシ 9
      (1) 子ども用歯ブラシ／(2) 大人用歯ブラシ
    7．手用歯ブラシによるブラッシング方法 12
      (1) フォーンズ法／(2) スクラッビング法／(3) バス法／(4) ローリング法
  2. 電動歯ブラシ 13
    1．電動歯ブラシの構成 13
    2．電動歯ブラシの種類 14
      (1) 電動歯ブラシ／(2) 音波歯ブラシ／(3) 超音波歯ブラシ
    3．ヘッドの形態 15
    4．電動歯ブラシの植毛の特徴 ... 15
    5．電動歯ブラシの利点 15
    6．電動歯ブラシ使用のポイントと注意事項 15
    7．音波歯ブラシの交換時期 15
  3. タフトブラシ 16
    1．タフトブラシの構成・形状 ... 16
    2．刷毛部の特徴 16
    3．タフトブラシの基本的使用方法 ... 17
      (1) タフトブラシの把持／(2) 前歯部唇側面での動かし方／(3) 前歯部舌側面での動かし方／(4) 臼歯部での動かし方（ポジション 9h,「7」の場合）
  4. 歯間ブラシ 19
    1．ハンドルの特徴 19
    2．刷毛の特徴 20
      (1) 形態／(2) 刷毛部の断面／(3) ワイヤーコーティング／(4) 刷毛等の材質と固さ
    3．歯間ブラシの使用方法 23
      (1) 歯間ブラシの選択／(2) 挿入方法／(3) 動かし方／(4) 誤った使用例
    4．歯間ブラシの管理と交換時期 ... 25
  5. フロス 25
    1．フロスの種類 25
      (1) ワックス付きフロス／(2) アンワックスフロス／(3) スポンジ状のフロス（スーパーフロス）／(4) テープ状フロス／(5) ホルダー付きフロス
    2．フロッシングのポイント 28
      (1) フロスのもち方／(2) 挿入方法／(3) その他のポイント
  6. 舌ブラシ 31
  7. スポンジブラシ 32
    1．スポンジブラシの形状・タイプ ... 32
    2．スポンジブラシの使用方法 ... 33
  8. その他の補助的清掃器具 34
    1．ウッドスティック 34
    2．ラバーチップ 35

3. 歯磨剤 36
  1. 歯磨剤の成分と働き 36
  2. 歯磨剤 37
  3. 目的別歯磨剤 38
    1．知覚過敏の予防 38

2．ホワイトニング ……………… 39
　　3．その他 …………………………… 40
　　4．口腔内清拭シート ……………… 40
　　5．歯科医院で使用するフッ化物歯面塗布剤
　　　　　　………………………………… 40

4　洗口剤　41
　1．洗口剤のタイプ ………………… 41
　2．洗口剤の成分 …………………… 42
　　1．殺菌剤成分 ……………………… 42
　3．洗口のホームケア指導 ………… 42
　　1．洗口の目的 ……………………… 42
　　2．洗口剤の分類 …………………… 43
　　3．洗口方法 ………………………… 43

5　口腔湿潤剤　44
　1．口腔乾燥症の患者 ……………… 44
　　1．口腔乾燥症の口腔症状 ………… 44
　　2．口腔乾燥症の検査 ……………… 45
　　3．口腔乾燥症に伴う問題と対策 … 45
　2．口腔湿潤剤のタイプ …………… 46
　3．口腔湿潤剤の使用法 …………… 48

6　ウォーターピック　49
　1．オーラルイリゲーションとホームケア指導
　　　　　　………………………………… 49
　　1．オーラルイリゲーションの装置 …… 49
　　　（1）装置の種類と作用／（2）操作のポイント／
　　　（3）オーラルイリゲーションの禁忌症

7　インプラントの清掃　52

8　デンチャーケアー　55
　1．デンチャーの構造 ……………… 55
　　1．全部床義歯 ……………………… 55
　　2．部分床義歯 ……………………… 55
　2．歯科衛生士が行うデンチャーケアー … 57
　　1．デンチャープラークコントロールの意味
　　　　　　………………………………… 57
　　2．歯科診療所でのデンチャーケアー … 57
　　　（1）問診／（2）口腔外診査（デンチャーを装
　　　着した状態で）／（3）デンチャーのチェック／
　　　（4）デンチャーの装着状況の確認／（5）清掃
　　　方法のステップ（歯科医院で行う際）／（6）残
　　　存歯／（7）床下粘膜／（8）ノンクラスプデン
　　　チャーの場合／（9）夜間の装着の有無／（10）
　　　ホームケアー

　　3．デンチャーの保管方法 ………… 61
　3．訪問時のデンチャーケアー（往診）… 65
　　1．口腔ケアーにおける体位 ……… 65
　　2．要介護者への口腔ケアーの目的 … 66
　　3．デンチャーケアーに必要な用具 …… 66
　　4．要介護者の口腔ケアーを行う際の対応
　　　　　　………………………………… 67
　　5．臨床における手順 ……………… 67
　　6．訪問診療で患者の歯がデンチャーで
　　　はなく天然歯だった場合………… 68
　　7．無歯顎のケースや口腔内が乾燥している
　　　ケースの清拭…………………………… 69

9　アドバンスケース　74
　1．補綴物 …………………………… 74
　2．最後臼歯部 ……………………… 75
　3．根分岐部 ………………………… 75
　4．叢生 ……………………………… 77
　5．矯正装置 ………………………… 78

10　臨床例　81

11　歯科医院でのプラークコントロール　84
　1．TBI のコツ ……………………… 84
　2．口臭に対するアプローチ ……… 89

12　インストゥルメント操作のポイント　92
　1．キュレットの把持 ……………… 92
　　1．正しい把持法 …………………… 92
　　2．誤っている把持法 ……………… 92
　2．口腔内固定 ……………………… 93
　　1．正しい把持法 …………………… 93
　　2．誤っている把持法 ……………… 93
　3．口腔外固定 ……………………… 94
　　1．正しい固定法 …………………… 94
　　2．誤っている固定法 ……………… 94
　4．器具の操作法 …………………… 95
　　1．人差し指を使用しての補強 …… 95
　　2．器具の動かし方 ………………… 95
　5．器具の種類 ……………………… 96
　6．シックルの操作 ………………… 98
　　1．前歯部における操作 …………… 98
　　　（1）歯面への適合／（2）動かし方
　　2．臼歯部における操作 …………… 100
　7．超音波スケーラー ……………… 102
　8．ラバーカップ …………………… 103

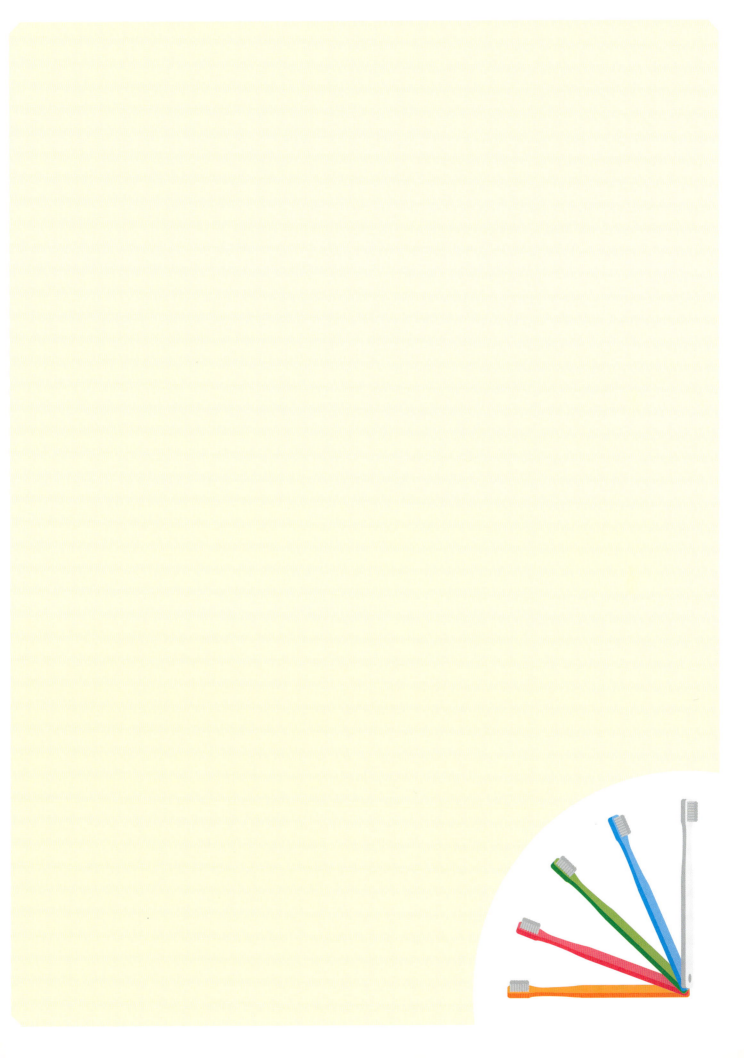

1 基礎知識

　歯周治療にたずさわるには，当然のことですが健康な歯肉とはどのような状態なのかを正確に理解しておく必要があります．この知識がなければ，処置はもとよりプラークコントロールもできないことはいうまでもありません．

1. 歯周組織の基礎知識

1. 正常な歯肉[2),6)]

　健康な歯肉は硬く引き締まって歯面に密接しています．歯肉の色はピンク色を呈していますが，血管数や血液量，上皮の厚さや結合組織，メラニン色素，年齢などにより違いがみられます．
　歯肉は解剖学的に歯間乳頭，遊離歯肉，付着歯肉に分けられます．
　①歯間乳頭：歯間空隙を満たしている歯肉では唇，舌側からみるとピラミッド状，近遠心側からみると前小臼歯ではピラミッド状，大臼歯では鞍状を呈しています．
　②遊離歯肉：歯の周囲を取り囲んでいる狭い部分で，遊離歯肉と付着歯肉の間には遊離歯肉溝とよばれる溝が存します．
　③付着歯肉：辺縁歯肉や歯槽粘膜と比較して硬く，弾力性がありその下部のセメント質や歯槽骨に強固に結合しています．健康な歯肉では結合組織中の歯肉線維が上皮を引っ張り，みかんの皮のような小さなくぼみを形成します．これをスティップリングといいます．

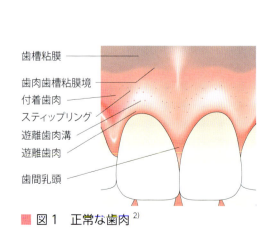

■ 図1　正常な歯肉[2)]

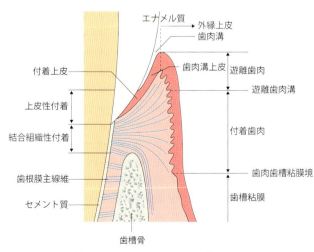

■ 図2　正常な歯と歯周組織の関係[2)]

2. 歯肉の病的所見

1) 歯肉炎

辺縁歯肉や歯間乳頭に発赤，腫脹がみられ，スティップリングが消失しています．

2) 歯周炎

歯肉炎が進行し，歯槽骨，歯根膜，セメント質に炎症が波及した状態です．

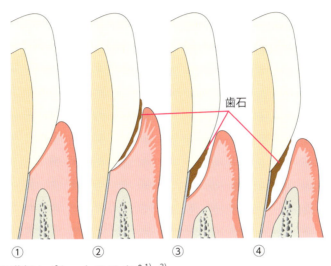

■ 図3　歯周病の進行とポケットのタイプ[1), 3)]
①正常な歯肉像
②仮性ポケット（骨縁上ポケット）：歯肉の炎症や増殖によって歯肉溝が深くなりポケットを形成する．ただし，歯肉溝底は正常の位置にとどまっているので，仮性と称する．また，偽ポケット（Pseudo Pocket）ともいわれる
③真性ポケット（骨縁上ポケット）：歯周組織の破壊によって上皮付着部が根尖側方向に移動し形成されたポケット．真性ポケットとよばれるが，そのうちポケット底部が歯槽骨頂部より歯冠側にあるものをいう．主として歯周炎に認められ，水平性骨吸収が認められる
④骨縁下ポケット：真性ポケットのうちポケット底部が歯槽骨頂部より根尖側にあるものをいう．骨吸収の結果歯根面と骨壁の間に上皮が増殖して形成されたポケットで，垂直性骨吸収を示す

3. 特に気をつけたい歯肉の形態異常

1) フェストゥーン

辺縁歯肉が厚くロール状に隆起したものです．原因は強度なブラッシングによる外的刺激です．患者には，ブラッシングを毛先磨きでやさしく行うように説明します．

2) クレフト

スティルマンのクレフトは，辺縁歯肉がⅤ字型またはスリットのように裂けた状態です．フェストゥーンと同様，物理的刺激が原因で起こります．

また，フロッシングが原因で生じるクレフトもあり，フロスクレフトといいます．これは，フロスの使い方が正しくなかったために，辺縁歯肉が垂直に裂けたりV字型になってしまったものです．歯肉を痛めないようにフロスを使うには，フロスを持った左右の指で歯に固定点をとる必要があります．そして，ゆっくりやさしく歯肉と歯の間にフロスを通します．それを知らずに手を宙に浮かせたままでフロスを使用していると，歯肉を裂いてしまうことがありますので，患者に正しいフロスの使用方法を指導することが大切です．

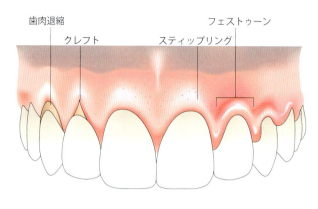

■ 図4　歯肉の模式図

4. その他知っておきたい基礎的症状

1）口角炎

　口角部にびらんが生じた状態です．カンジダ症や唾液分泌過多などの局所的原因や糖尿病，貧血などの全身疾患に関連するものがあり，多くは両側性に発生します．片側性に発生するものの多くは治療器具による過度な摩擦が原因です．対処法としては，副腎皮質ホルモン軟膏の塗布で治療します．カンジダが関与する場合は，抗真菌薬の軟膏を塗布します．[4]

2）口内炎

　口腔粘膜における炎症の総称です．状態によりカタル性，潰瘍性，壊死性潰瘍性，偽膜性，アフタ性，疱疹性などに分類されます．局所性と全身性とがあり原因は多くは不明ですが，ウイルスや細菌の感染，全身抵抗力の減弱，放射線や抗腫瘍薬の影響，アレルギー，自己免疫疾患，外傷などがあげられます．[4]

3）象牙質知覚過敏

　生活歯の露出象牙質または罹患象牙質が，外来刺激に対して感じる一過性の疼痛をいいます．
　原因はう蝕や摩耗症などによる象牙質の長期間露出，歯周炎の場合は歯根部の象牙質露出で，刺激の誘引として，接触もしくは，たとえば歯ブラシなどの口腔清掃用具，食器，歯周病用，歯科用具などの機械的な接触，クラスプなどの補綴物の摩擦などがあげられます．
　処置としては薬物の塗布（乳酸アルミニウム，塩化ストロンチウム，フッ素，硫酸カリウム，シュウ酸カリウム，クロル亜鉛など）などがあります．[3), 5)]

4）ブラキシズム

咀嚼筋部の異常緊張を主徴とする一連の非機能的歯の擦り合わせです．クレンチング，グラインディング，タッピングなどの異常運動に分けられます．[3]

・クレンチング（くいしばり）

ブラキシズムの一種で上下の歯を中心咬合位で強く噛みしめる癖をいいます．無意識下に，昼夜を問わず行われ，筋の緊張が長時間持続するため歯周組織への為害作用が大きいものです．[3]

・グラインディング

ブラキシズムの一種で，上下の歯を無意識に強く前後，左右に擦り合わせる運動です．

5）咬耗

上下顎歯列の歯が萌出後，接触しながら滑走運動する過程で，増齢に伴って生理的に進行する歯質の消耗のことを指します．[3]

6）摩耗

歯頸部の摩耗は，研磨剤配合の歯磨剤と硬い歯ブラシによる横磨きを長期間続けた結果起こることがあります．軟らかい植毛の歯ブラシを用い，清掃することが重要です[3]．

7）根面う蝕

歯周疾患によって歯根が露出すると，セメント質う蝕の増加が認められます．加齢とともにう蝕が増加するのは，歯根が露出することによって生じるものです[3]．

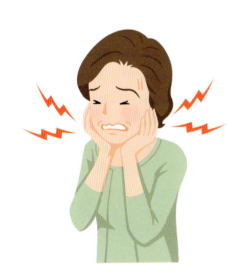

2 歯ブラシ・補助的清掃器具

患者の口腔衛生状態の維持・向上のためには，患者によるホームケアと歯科衛生士によるプロフェッショナル・ケアの共同作業（両者がそれぞれ責任を果たすこと．患者はホームケアをしっかり行うこと）が重要です．この点を患者にも十分理解してもらう必要があります．ホームケア用具を選択する場合は，患者の病歴や健康状態，口腔内をよく観察し，その状態に応じた適切な指導ができるように用具その他の知識を備えておくことが重要です．

1. 手用歯ブラシ

1. 手用歯ブラシの各部の名称

手用歯ブラシはヘッド（頭部），ネック（頸部），ハンドル（把柄部）より成り立っています．日本での歯ブラシの規格は日本工業規格（JIS），品質表示は家庭用品品質表示法，その他には，ISO規格があります．ハンドルは合成樹脂でできています．

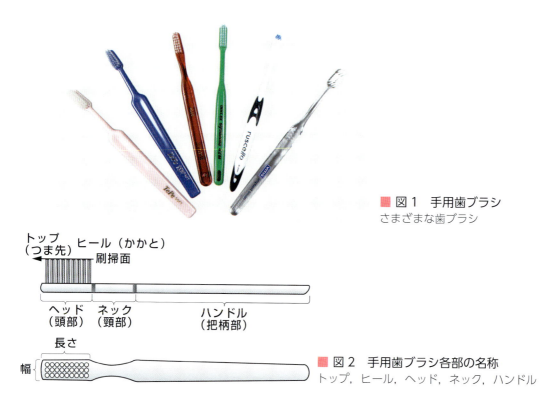

■ 図1　手用歯ブラシ
さまざまな歯ブラシ

■ 図2　手用歯ブラシ各部の名称
トップ，ヒール，ヘッド，ネック，ハンドル

2. ヘッドの特徴

①作業部分，刷毛の束が植立されている台から構成されています．

②ヘッドの大きさは，乳児用，幼児用，学童用，大人用に大きく分けられます．最近では，要介護の患者のために，大きめのヘッドの歯ブラシもメーカーより販売されています．

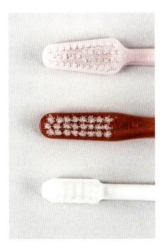

■ 図3　ヘッドのサイズ（大中小）

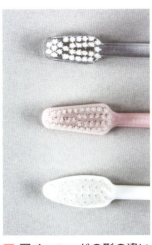

■ 図4　ヘッドの形の違い（刷毛側から）

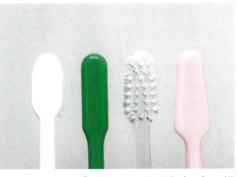

■ 図5　さまざまなヘッドの形（四角・細くなっている）

3. ネック，ハンドルの特徴

ネックはヘッドとハンドルの間にある部分です．ネックはストレートタイプや角度がついたものがあります．ネックとハンドルの材質はプラスチックでできています．

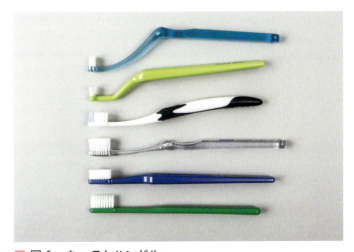

■ 図6　ネックとハンドル
ネックとハンドルの形状．角度がついているものとついていないもの（ストレート）がある

4. 刷毛部の特徴

(1) 形態[9]

刷毛部の形態には平切り型，傾斜型，山切り型などの種類があります．

刷毛は1列のものから4列それ以上のものまでさまざまです．1列～3列のものを「疎毛束植」4列のものを「多毛束植」といいます．

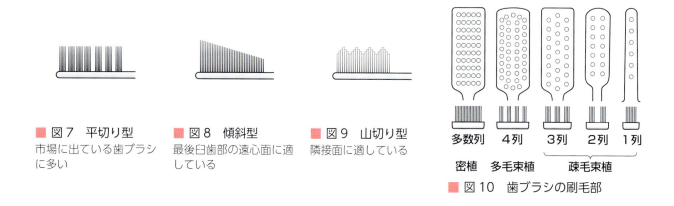

■ 図7　平切り型
市場に出ている歯ブラシに多い

■ 図8　傾斜型
最後臼歯部の遠心面に適している

■ 図9　山切り型
隣接面に適している

多数列　4列　3列　2列　1列
密植　多毛束植　疎毛束植
■ 図10　歯ブラシの刷毛部

(2) 毛先の加工形態[5],[23]

水平加工，ラウンド加工，テーパード加工，先端極細加工などがあります．

このうちラウンド加工，テーパード加工，先端極細加工は水平加工に比べ口腔粘膜，歯肉を傷つけにくい加工です．

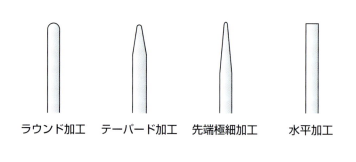

ラウンド加工　テーパード加工　先端極細加工　水平加工

■ 図11　毛先の状態

(3) 材質と硬さ

家庭用品品質表示法では，柄の材質，毛の材質，毛の硬さ，耐熱温度についての表示が義務づけされています[7]．

多くの市販されている歯ブラシの刷毛部はナイロン製です．その他にはPBT（ポリブチレンテレフタレート）やPTT（ポリエチレンテレフタレート；通称ポリエステル）などで作られています．大きく分けて，刷毛部の硬さは，硬め，ふつう，やわらかめに分かれています．やわらかめのものよりもさらにやわらかい

「エクストラソフト（extra soft）」や「ウルトラソフト（Ultra soft）」などもメーカーにより販売されています．

5. 歯ブラシの交換時期

歯ブラシは使用するにしたがって刷毛部の形態が変化して十分清掃できなくなったり，刷毛部に菌の増殖がみられるようになったりするので，一定期間使用したら交換する必要があります．個人差がありますが，だいたい以下を目安に交換しましょう．

① 1カ月ごとに新しいものと交換する
② 1カ月以内に毛先が開いてきたとき
③ 刷毛部の腰がなくなってきたとき

歯ブラシの状態によるプラーク除去率は，
・新品：除去率100%
・毛先が1mm開くだけで除去率80.8%
・毛先が2mm開くだけで除去率62.9%

となります[8]．

6. さまざまな手用歯ブラシ

年齢や口腔内状態に応じて適した歯ブラシをすすめましょう．
成人用歯ブラシは，個人のさまざまな口腔状態に対応させるため，多種多様なものが販売されています．
また，子供用歯ブラシは咬合面を安定してブラッシングができるようにヘッドの幅が広く長いネックのものが多く販売されています．

(1) 子ども用歯ブラシ

アニメのキャラクターの歯ブラシなど子供のモチベーションが上がるように配慮した歯ブラシも多くあります．
また価格の幅も広いので消費者が選択し，購入しやすいようになっています．

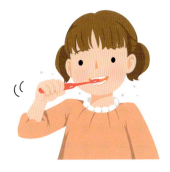
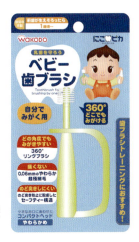

■ 図12　子供用歯ブラシ
にこピカ　ベビー歯ブラシ（アサヒグループ食品　和光堂）
360°のリングブラシでどの角度からも磨きやすい．のど突き防止のセーフティ加工

（2）大人用歯ブラシ

炎症がある歯肉に適した歯ブラシ，インプラント用歯ブラシ，大きいヘッドサイズの歯ブラシなど，さまざまな種類があります．

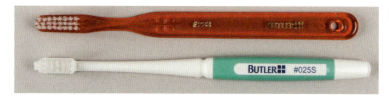

■ 図13　炎症がある歯肉に適した歯ブラシ
バトラー♯233（サンスター）：歯周炎（中等度〜重度），抜歯後や術後，浮腫性炎症時に適した歯ブラシ
バトラー♯025S（サンスター）：ヘッドが2.5mmの薄型で，臼歯部を磨きやすい

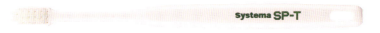

■ 図14　歯周病患者向けの歯ブラシ
Systema SP-T 歯ブラシ（販売：ライオン歯科材）

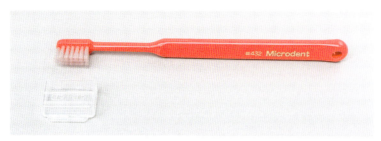

■ 図15　キャップ付の歯ブラシ
ミクロデント（白水貿易）

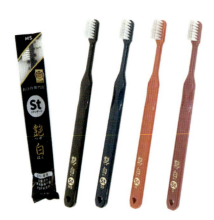

■ 図16　スタンダードな歯ブラシ
艶白　スタンダード（P＆A）

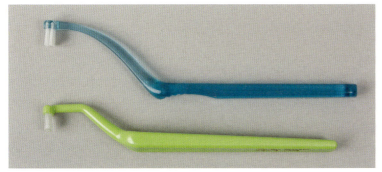
■ 図17　インプラント用ブラシ
⊕ VITIS Implant Angular（Dentaid／販売：茂久田商会）
⊖ Tepe インプラントケア（クロスフィールド）

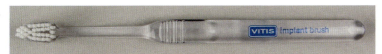
■ 図18　インプラント用ブラシ
VITIS® Implant Brush（Dentaid／販売：茂久田商会）

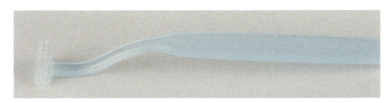
■ 図19　インプラント用歯ブラシ
バックフィット（広栄社）

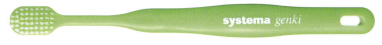
■ 図20　大きいヘッドサイズの歯ブラシ
DENT.EX systema genki（販売：ライオン歯科材）

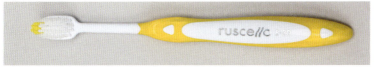
■ 図21　大きいヘッドサイズの歯ブラシ
ルシェロ P-30 グラッポ（GC）

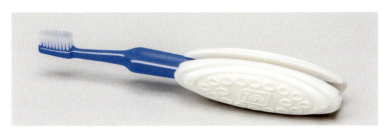
■ 図22　歯ブラシ用グリップ
Tepe エクストラグリップ（Tepe／販売：クロスフィールド）：歯ブラシのハンドルをしっかり握るためのグリップ．握力の弱った患者によい

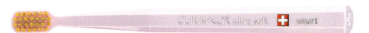
■ 図23　クラプロックス CS smart（CURADEN／販売：ヨシダ）
クラプロックス CS シリーズで最もやわらかい歯ブラシ．植毛数 7,600 本．5 歳以上の子供から大人まで使用できる

7. 手用歯ブラシによるブラッシング方法

(1) フォーンズ法

①軽く切端咬合させ，毛先を歯面に直角にあて歯頸部にかけて大きく円を描きながら磨いていきます．
②③臼歯部は，前後運動を行います．

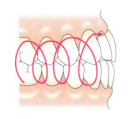 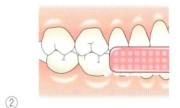 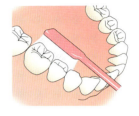
① ② ③

■ 図24　フォーンズ法[2]

(2) スクラッビング法

①毛先を歯面に直角にあて，小きざみに動かします．
②歯ブラシを斜めに入れて磨きます．
③前歯舌側は歯ブラシの後端を入れ1本ずつ磨きます．

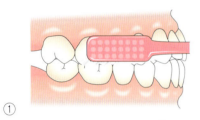 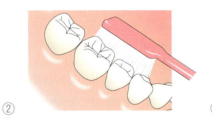 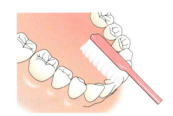
① ② ③

■ 図25　スクラッビング法[2]

(3) バス法

①毛先は根尖方向に向け，歯軸に対して45°の角度で歯肉にあてます．近遠心方向に圧迫振動を数秒間加えます．
②毛先を斜めにあてて動かします．
③前歯舌側は先端で1本ずつ磨きます．

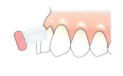 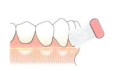 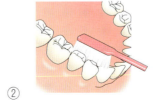 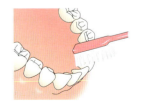
① ② ③

■ 図26　バス法[2]

(4) ローリング法

①②毛先を根尖方向に向け，歯ブラシのわき腹を歯面に沿わせます．毛先を 2～3mm 程度付着歯肉にあてます．軽く圧を加えながら歯ブラシを歯肉に向けて回転させます．

③前歯部口蓋側面に歯ブラシを縦にして挿入し，1 本ずつ歯ブラシを回転して磨きます．

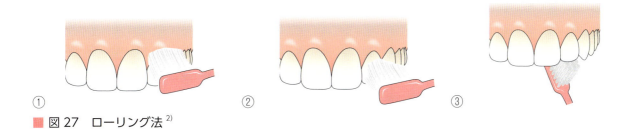

■ 図 27　ローリング法[2)]

2. 電動歯ブラシ

1. 電動歯ブラシの構成[9)]

①ヘッドとネックが一体化した歯ブラシ部のヘッドと動力源である本体，モニターを内蔵しているハンドルから構成されています[9)]．

②動力源となる電源には，交流式と充電式があり，現在は充電式が多く販売されています．

③調整機能

電動歯ブラシの本体に，電源スイッチがあり，振動の強弱の切り替えや付加機能として，タイマー，マッサージ機能付きのものもあります．

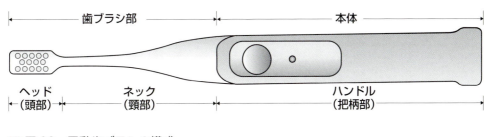

■ 図 28　電動歯ブラシの構成

2. 電動歯ブラシの種類

（1）電動歯ブラシ

　振動や反転などの運動によってプラークを除去します．ストローク数は毎分 2,000 〜 10,000 回程度と機種によりさまざまです．反転式の電動歯ブラシは，歯を包み込むようにブラシをあて，近心，遠心にブラシがあたっているかを確認します．

（2）音波歯ブラシ

　毎分約 30,000 回の振動による音波エネルギーでプラークを除去する音波方式，微振動タイプの歯ブラシです．手を動かさずに音波ブラシを歯面にあてます．手を動かし，振動させてしまうと適合がよくありません．

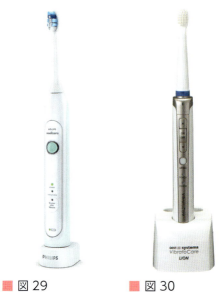

■ 図 29
電動歯ブラシ
ヘルシーホワイトプロフェッショナル（PHILIPS/ 販売：ヨシダ）

■ 図 30
電動歯ブラシ
DENT.EX systema VibratoCare（販売：ライオン歯科材）

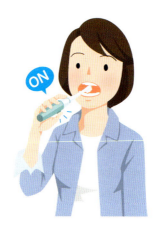

(3) 超音波歯ブラシ

　把柄部付近に内蔵された超音波発振子が生み出す超音波と手の動きによってプラークを除去します．手用歯ブラシと同様に，小刻みに手を動かさなければなりません．

3. ヘッドの形態

　①手用歯ブラシのヘッドに似たもの，②小さくて丸い形態のもの，③ワンタフトブラシ形態のものなどがあります．

4. 電動歯ブラシの植毛の特徴

　刷毛部の形態は円形，山切り型ブラシ，ワンタフトブラシがあり，刷毛部が歯間部や最後臼歯部に届きやすくするために工夫されています．硬さは，①ふつう，②やわらかめなどがあります．

5. 電動歯ブラシの利点

手用歯ブラシと比較すると電動歯ブラシには，次のような利点があります．
①毛先を歯面にあてるだけでよく，手で細かく動かす必要がありません（超音波歯ブラシ以外）．
②バイオフィルムの機械的除去を容易にします．
　このような点から，手用歯ブラシで口腔衛生状態の向上が期待できない患者さんやプラーク付着が多い矯正治療中の患者さんには電動歯ブラシをすすめます．患者さんにすすめるときは，電動歯ブラシの特徴をよく理解して患者さんに説明し，適切に使用方法を指導することが重要です．

6. 電動歯ブラシ使用のポイントと注意事項

　①電動歯ブラシのスイッチは，口の中に歯ブラシを挿入してから入れます．口の外でスイッチを入れると，歯磨剤が飛び散ります．
　②ペースメーカーを入れている患者さんは使用前に，主治医に相談しましょう．
　③電動歯ブラシは家電製品なので，浴室での使用は控えましょう．
　④硬い毛の歯ブラシでの使用は避けましょう．
　⑤リコールの際に患者の歯肉，歯の状態をチェックし，傷ついていないかを注意深く評価しましょう．
　⑥平滑面の清掃効果が優れている電動歯ブラシもあるため，咬合面の小窩裂溝や，隣接面の磨き残しに注意を払いましょう．

7. 音波歯ブラシの交換時期

　商品により交換時期が異なるため，確認する必要があります（通常1〜6カ月の間）．

3. タフトブラシ

1. タフトブラシの構成・形状

　タフトブラシは，刷毛部とハンドルからなります．
　ハンドルは，一般の歯ブラシよりも細く，断面は丸いものも多くあり，ストレートタイプとアングルタイプがあります．

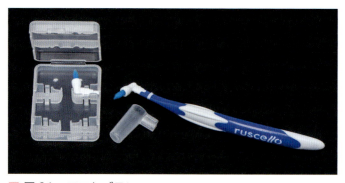

■ 図31　タフトブラシ
ルシェロペリオブラシ No.2T（太め）（ハンドル付）（GC）

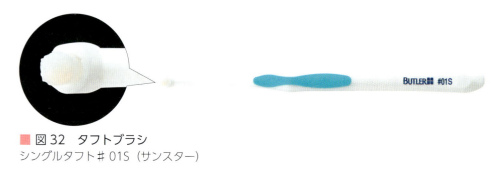

■ 図32　タフトブラシ
シングルタフト♯01S（サンスター）

2. 刷毛部の特徴

　刷毛部の形態は山切りテーパー型や平切り型などがあります．
　長いもの──短い刷毛部では届かない部分に使用
　短いもの──安定性があるため，ストロークをしっかりかけやすい

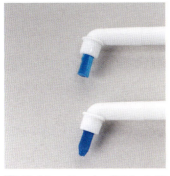
■ 図33 タフトブラシの植毛部の違い

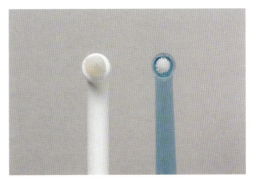
■ 図34 ヘッドと刷毛部の大きさの違い

 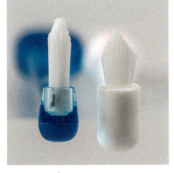
■ 図35 山切りテーパー型
山のトップの部分を使用して操作すると行いやすい

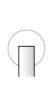 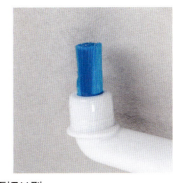
■ 図36 平切り型
○で示した面を使用して操作する

3. タフトブラシの基本的使用方法

(1) タフトブラシの把持[13]

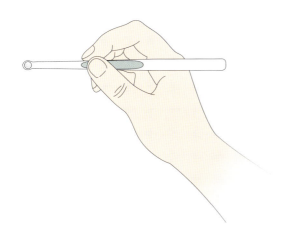
■ 図37 前歯をブラッシングするとき
ハンドルの少し前をもつ

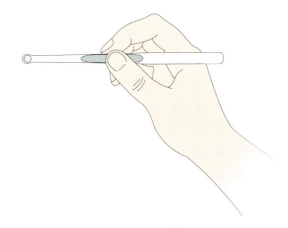
■ 図38 臼歯部をブラッシングするとき
ハンドルのもつ位置を少し奥にする

（2）前歯部唇側面での動かし方

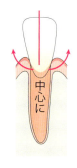 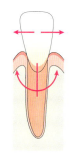 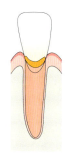 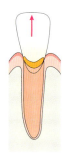

■ 図39
①中心から円を小さく描きながら近心方向に動かす

②次に遠心方向へ動かす

③隣接面まで動かす

④順に切端の方向へ動かす

（3）前歯部舌側面での動かし方

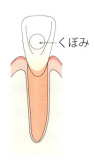 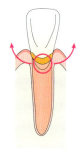 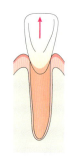 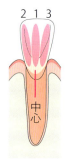

■ 図40
①舌側面にはくぼみがある

②歯頸部からスタートする

③切端方向に少しずつ移動しながら動かす

④中心部を円を描くように行う．次に近心側，遠心側を行い，歯全体をカバーするよう動かす

(4) 臼歯部での動かし方（ポジション：9時，7̱ の場合）

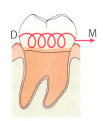
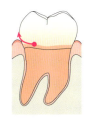
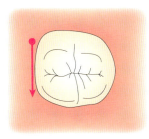
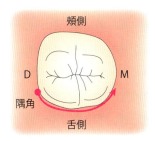

■ 図 41
①頰側は遠心より歯頸部近心に向けて小さく円を描くように動かす

②舌側から頰側に円を描くように小さく動かす

③遠心面は舌側方向にブラシを動かす

④舌側遠心隅角から近心に向けて動かす

4. 歯間ブラシ

　歯間ブラシを使用する際に重要なのが，種類とサイズの選択です．4S～LL までのサイズがあり（米国では超極細という表現をするものもある），清掃部の形態はおもにストレート型やテーパー型，バレル型があります．歯間空隙と歯肉の状態にあったものを選択しないと，逆に歯間空隙を広げてしまったり，ワイヤーで歯根部を削ってしまったりします．特に歯根が露出している歯間部は，削れやすい状態なので注意が必要です．

　通常のもののほかにインプラントに適した歯間ブラシなどがあり，歯間ブラシのストローク時に金属部を傷つけないよう芯の部分がポリウレタンコーティングされています．

1. ハンドルの特徴

　ストレートタイプとカーブタイプ，アングルタイプ，円形タイプなどがあり，また，ブラシと本体一体型，ブラシを交換するタイプに分かれます．

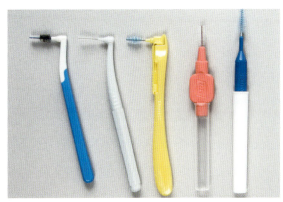

■ 図 42　さまざまな歯間ブラシ

また，柄の部分が短いものと長いものがあります．
患者さんが把持しやすく操作を行いやすいほうを選択します．

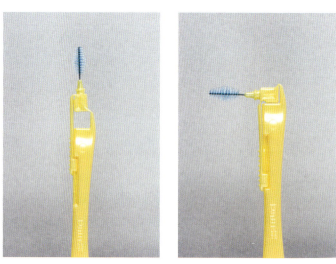

■ 図43 一体型の歯間ブラシ
バトラー インターデンタルブラシデュアルアングル（サンスター）
1つの歯間ブラシでヘッドの部分がI字型，L字型に変えることができる
ワイヤーがナイロンコーティングしてある

2. 刷毛部の特徴

（1）形態

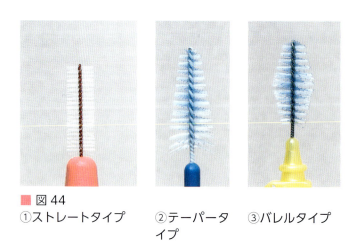

■ 図44
①ストレートタイプ　②テーパータイプ　③バレルタイプ

(2) 刷毛部の断面

刷毛部の断面が○型と△型があります．プラーク除去率が高いのは△の断面のものです．

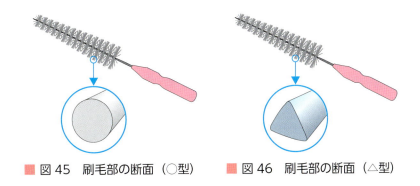

■ 図45 刷毛部の断面（○型）　　■ 図46 刷毛部の断面（△型）

(3) ワイヤーコーティング

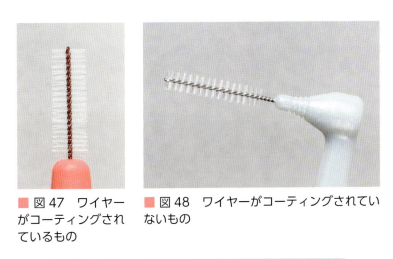

■ 図47 ワイヤーがコーティングされているもの　　■ 図48 ワイヤーがコーティングされていないもの

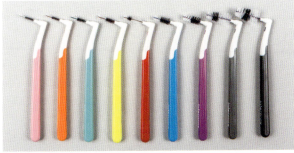

■ 図49 interprox（Dentaid／販売：茂久田商会）
①ワイヤーコーティングしてある．
②黒い刷毛部でプラークがみえる，白毛で出血がわかりやすい

（4）刷毛等の材質と固さ

①歯間ブラシの植毛部のやわらかさ
・ふつう
・やわらかめ

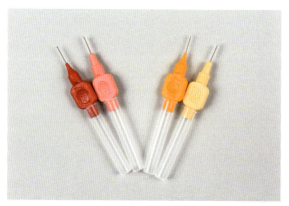

図50　植毛の硬さが違う歯間ブラシ
Tepe の歯間ブラシ（クロスフィールド）
赤色：普通，ピンク：やわらかめ，オレンジ：ふつう，
パステルオレンジ：やわらかめ

②ゴムタイプ

歯間ブラシやフロスが嫌いな方も何らかの方法で歯間を清掃しなければなりません．
その際に紹介できるゴムタイプの歯間部清掃用具です．インプラントや，矯正装置にも使用できます．

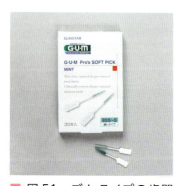

図51　ゴムタイプの歯間ブラシ（ミントフレーバー付き）
GUM Pro's ソフトピック ミント（サンスター）

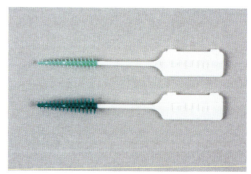

図52　ゴムタイプの歯間ブラシ（ミントフレーバー付き）
GUM Pro's ソフトピック ミント（サンスター）

3. 歯間ブラシの使用方法

(1) 歯間ブラシの選択

　歯間ブラシのサイズを間違って選択すると，歯間乳頭がへこむ→空隙ができ食片が圧入する→歯間ブラシのサイズを大きくする必要がある→さらに空隙が大きくなる→これらの繰返し，となるので注意が必要です．

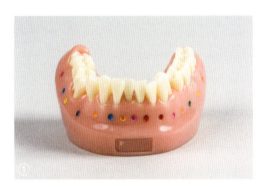
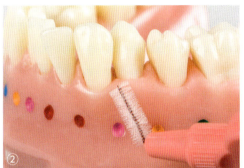
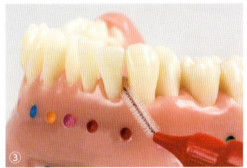

■ 図53　歯間ブラシ　デンタルモデル
歯間空隙の大きさに適した歯間ブラシを選べるよう，歯間ブラシのハンドルの色が歯肉に記されている．
TePe（クロスフィールド）

(2) 挿入方法

　①まず小指，中指で顎，口唇などに固定をとります．安定しなければ，薬指の上に中指を重ねる固定法を用いるとよいでしょう．
　②上顎唇側の場合，挿入はブラシの先を歯肉辺縁に沿わせ，上から下に向けてゆっくりと挿入します．下顎唇側の場合はその逆で，下から上に向けて挿入します．
　③可能であれば，清掃する部位の頬側と舌側双方から行います．
　④歯間の隅角部も清掃します．

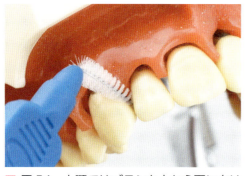
図54 上顎ではブラシを上から下に向けて挿入

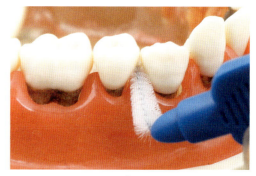
図55 下顎ではブラシを少し上に向けて挿入

(3) 動かし方

歯間ブラシを挿入したら頬舌的にゆっくりと3～5回ほど動かします．

(4) 誤った使用例

根面が減ってしまいます．

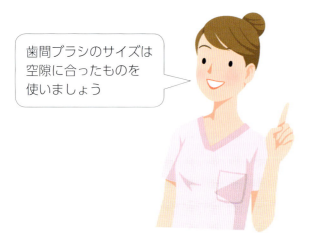

歯間ブラシのサイズは空隙に合ったものを使いましょう

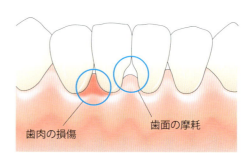

図56 サイズが合わない歯間ブラシを使用すると，歯間空隙が拡大する．歯間乳頭をつぶしてはならない

ストレートタイプを臼歯部で使用する際，ワイヤー部分を曲げるときは，親指の腹を使って曲げましょう．指で直角に曲げるのは誤りです．

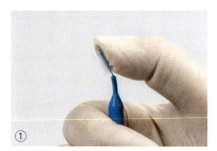
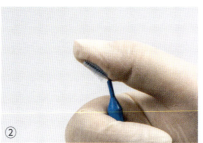

図57 ①②親指の腹を使って曲げる

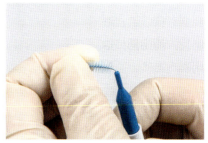

図58 指でブラシ部分をもって曲げるのは誤り

4. 歯間ブラシの管理と交換時期

　歯間ブラシ使用後は，刷毛部，底部に付着した汚れを水道水で洗い流し，食片が残っていないことを確認した後乾燥させます．次回使用する際，乾燥していなければなりません．交換の目安はメーカーによって多少の違いはありますが，約1週間〜10日使用したら交換するとよいでしょう．

5. フロス

1. フロスの種類

(1) ワックス付きフロス

　アンワックスより少し表面が硬いフロスです．最近はヘビーワックスよりライトワックスが市場では多くみられます．

(2) アンワックスフロス

　ワックス付きに比べ，やわらかく歯間を傷つけにくいフロスです．

(3) スポンジ状のフロス（スーパーフロス）

　歯間に通しやすくした硬い先端部と太いスポンジ状の繊維でできています．

(4) テープ状フロス

　清掃面が広く，テープ状となっています．歯間隣接面，ブリッジ基底面，最後臼歯部遠心等に使用します．米国ではブラッシングとフロスを併用するのは当然とされています．用途別に形態や材質等が違うので，個々の患者の状態に合ったフロスをすすめることが必要です．

(5) ホルダー付きフロス

　フロスとホルダーが一体になっているものが現在の主流です．大きく分けて，F型，Y型があります．
　フロスとホルダーが一体化していることにより，指でフロスを保持する必要がないので，容易にフロッシングを行うことができます．開口障害や，顎関節症の場合や，頬筋が硬い人にも使用しやすいといえます．また，前歯部には，F型一体型デンタルホルダーのほうが使用しやすく，臼歯部にはF・Y型どちらでも使用できます．ほか，フロスヘッドの取り替えができるフロスなどもあります．

最近はさまざまな種類のものが販売されています．

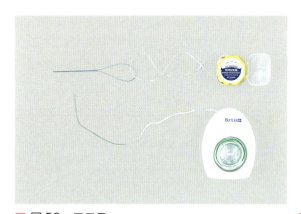

■ 図59　フロス
バトラーデンタルフロススレッダーとフロス
イージースレッドフロス（サンスター）

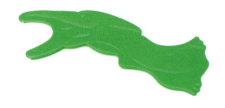

■ 図60　子供用フロス
REACH Wild String（Johnson & Johnson）
ワニの形をしたホルダー付きのフロス．指をまだ器用に動かすことのできない子供向け．フロスの習慣は子供のころから付けるのがよく，親がフロスを行う際に子供にすすめるようにする

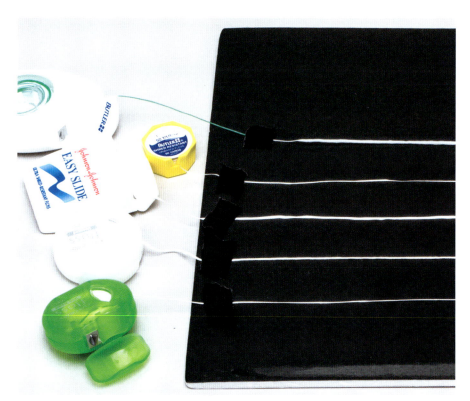

■ 図61　商品別フロスの幅

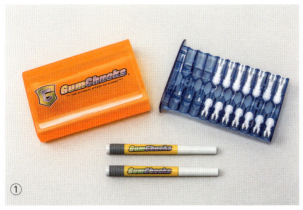
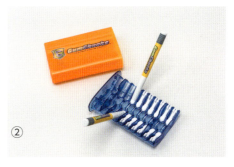

■ 図62　ハンドル付きフロス
ガムチャックス（クロスフィールド）
フロスを指に巻き付けてフロッシングするのが難しい人向きのフロス．ヌンチャク型のハンドルをもって行う

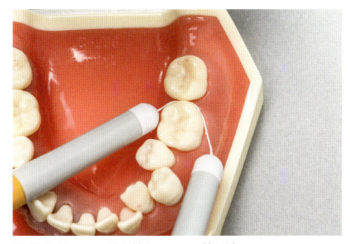

■ 図2-63　ハンドル付きフロスの使用法

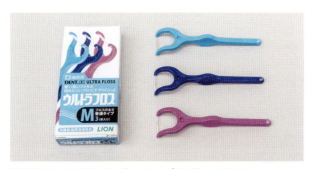

■ 図64　Y型ホルダータイプのデンタルフロス
DENT EX. ウルトラフロス（販売：ライオン歯科材）

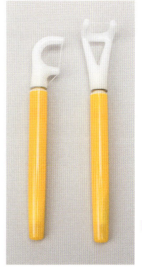

■ 図65
フロスエイト U&F
（モモセ歯科商会）

2. フロッシングのポイント

(1) フロスのもち方

上顎を行うときは図 66 のように，下顎のときは図 67 のように持って行います．

(2) 挿入方法

フロスは若干斜めにして挿入します（図 68，69）．歯肉に対して平行に挿入しがちですが，それは誤りです．次に図 70 のようにフロスを歯のまわりに傾けます．力任せに一気に押し下げるのではなく，のこぎりを挽くような感覚で徐々に挿入するようにします．軽く歯肉の抵抗があるところまで挿入します．

基本的にはアップ・ダウンストロークでフロッシングを行います．古いプラークの場合は歯面に強固に付着しているので，数回にわたってストロークを行う必要があります．また，隣接部より歯周病は始まるため，隅角部に巻き付けるようにすることに注意して行うことや，最後臼歯部の遠心を忘れないようにフロッシングするよう伝えます．

(3) その他のポイント

フロス使用後にブラッシングを行います．

口腔乾燥症の患者にはワックスが歯の隣接面に残るためアンワックスフロスをすすめます．また，歯根露出面のフロッシングにはスーパーフロスなど，矯正装置装着患者にはフロススレッダーの使用が適しています．

フロスに慣れておらず歯肉を傷つけてしまうケースをよくみかけますが，それは以下の点が原因になっていることが多いので，注意して行うよう指導します．

・歯肉溝またはポケットに挿入する際，フロスをもつ両手の間隔が空きすぎている．
・一気に歯肉溝または歯肉ポケットの中に押し入れている．
・固定点をとっていない．

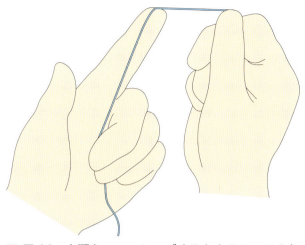

■ 図66 上顎をフロッシングするときのフロスのもち方[1) 5)]

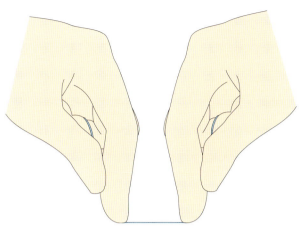

■ 図67 下顎をフロッシングするときのフロスのもち方[1) 5)]

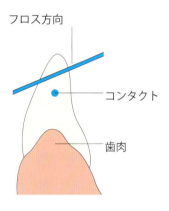

フロス方向
コンタクト
歯肉
下顎の場合

■ 図68 挿入時のフロスの角度 下顎の場合[1) 5)]

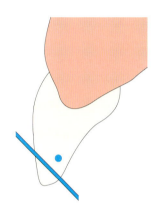

上顎の場合

■ 図69 挿入時のフロスの角度 上顎の場合[1) 5)]

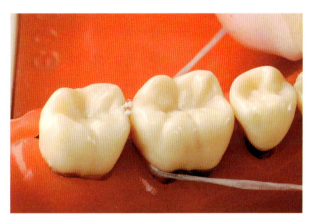

■ 図70 隅角部に巻き付けるようにする

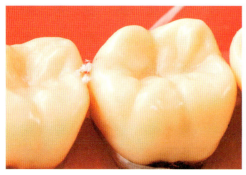

■ 図71 口腔内が乾燥していて隣接のコンタクトポイントが強いと，ワックス付きのフロスを使用すると歯面にワックスが残留することもある

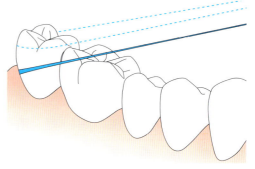

■ 図72 挿入時は上から少しずつフロスを下ろすようにする

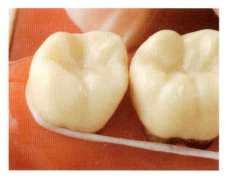

■ 図73 最後臼歯部遠心を忘れないようにする

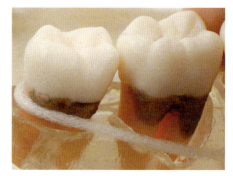

■ 図74 歯根露出面にはスーパーフロスを使用する

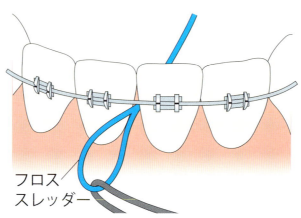

■ 図75 矯正装置装着患者へのフロッシング
フロススレッダーにフロスを通して行う

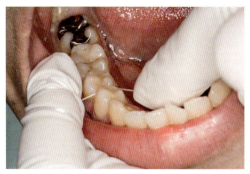

■ 図76 コンタクトポイントを通過する際，フロスをもつ両手の間隔を短くし，歯，骨の上に固定をとる

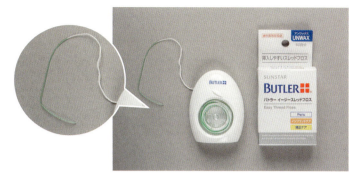

■ 図77 スレッドフロス
フロスとスレッダーが一体になっているバトラーイージースレッドフロス（サンスター）

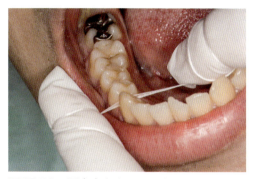

■ 図78 固定点をとっていない
患者の口腔内で指導する際でも，固定はとる必要がある

6. 舌ブラシ

　舌には無数の乳頭が存在し，凹凸があるため舌苔が付着しやすくなっています．ホームケアの指導の際には舌苔のケアに関する指導も大切です．患者は舌苔がどういうものかはっきりわかっていないためにとりきれていない例が多いので，まずどれが舌苔であるか鏡でみせたり，写真で示して把握してもらうことが必要な場合もあります．患者に理解してもらったうえで，やわらかめの歯ブラシや舌清掃用具でやさしく舌の上を清掃します．決して強くこすってはいけません．ブラシは水，または口腔湿潤剤を塗布し，軽くなでるように清掃するよう使い方を指導します．

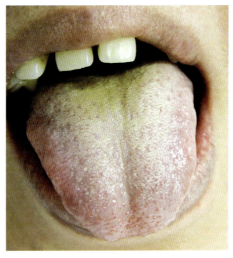

■ 図79　舌苔
舌背から舌根部にかけて発現する角化上皮，粘膜上皮，食物残渣，細菌からなる白色の付着物．特に舌背中央部に現れることが多い

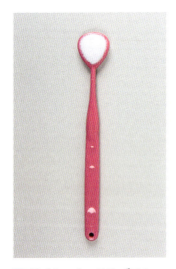

■ 図80　オーラルブラシ
ペロリーナ（善／販売：ヨシダ）

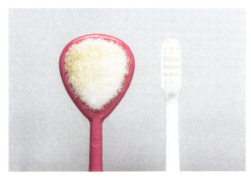

■ 図81　舌苔による汚れ

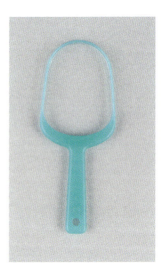

■ 図82　舌クリーナー
クリーンタング（発売元：ユニロック，モモセ歯科商会）

7. スポンジブラシ

1. スポンジブラシの形状・タイプ

　口腔粘膜を清掃する用具に，スポンジブラシがあります．紙またはプラスチック製の柄のついた先にスポンジがついた形状をしています．
　スポンジの部分は口腔内の食物残渣や痰や痂皮を除去しやすいように，凹凸がつけられています．この凹凸もメーカーごとに工夫され，くぼみの状態，形態，サイズを変えています．また，口腔粘膜を傷つけない

ためのスポンジの目の細かさも，メーカーにより差があります．

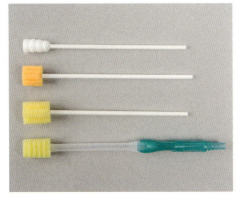

■ 図83　スポンジブラシ各種と口腔ケア一綿棒

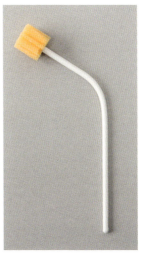

■ 図84　ハンドル部分が曲がるスポンジブラシ
バトラースポンジブラシ（サンスター）

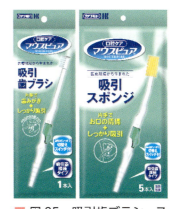

■ 図85　吸引歯ブラシ，スポンジ
マウスピュア吸引歯ブラシ・スポンジ（川本産業）

2. スポンジブラシの使用方法

スポンジブラシを使用するときは次のような手順で行います．

①スポンジブラシをコップに入れた水か，ぬるま湯または口腔湿潤剤に浸し，よくスポンジブラシに水分を行き渡らせたら，水分を一度少し絞ります．

②歯肉，粘膜，舌，歯牙をスポンジブラシで拭き取ります．製品によっては，ブラシのハンドルを曲げることができるものもあるので，少し曲げて使用するとよいでしょう．頬粘膜に，スポンジブラシをあて，スポンジをゆっくり回しながら上から下へ動かします．右側を行った後は，反対側の左側も同じように行います．

③すべての粘膜を清掃します．舌，歯も清掃します．汚れの度合いにより，もう一度①に戻り，スポンジブラシに付着した汚れを落としてからスポンジを絞り，口腔内を清掃します．
重要なことは，患者の状態をみながら，やさしく清掃することです．

④口腔内は乾燥していると粘膜が傷つきやすいので状態をみながらスポンジを動かします．

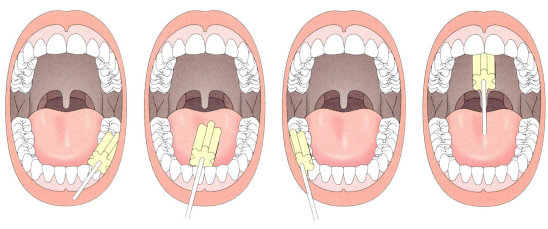

■ 図86 スポンジブラシによる口腔内の清掃

8. その他の補助的清掃器具

1. ウッドスティック

歯間部歯肉が喪失している歯面の清掃に用います．
使用する際は唾液で湿らせて使用します．

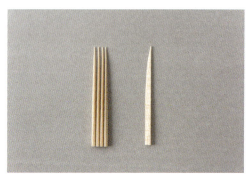

■ 図87 ウッドスティック（TePe／クロスフィールド）

2. ラバーチップ

プラークを除去するにはラバーチップを使用することもあります．ラバーの先端で歯肉辺縁のプラークを除去します．特に補綴物の辺縁にプラークが付着しやすいのでラバーチップを使用しプラークを除去することも好ましい方法です．

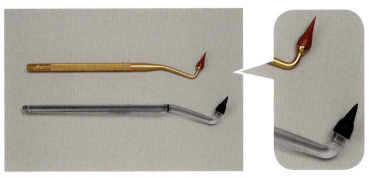

■図88 メーカーによるラバーチップの細さの違い

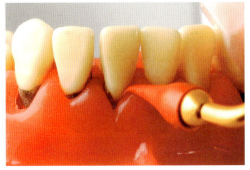

■図89 ラバーチップの正しい使い方
チップの先端を歯肉辺縁にあてる

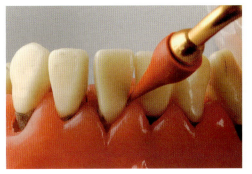

■図90 ラバーチップの正しい使い方
そのまま歯間部に向かって辺縁に沿ってプラークを除去する

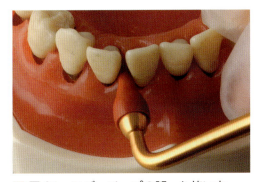

■図91 ラバーチップの誤った使い方
空隙の少ない歯間にチップの先を押し込み振動を与えている．繰り返し続けると，歯間乳頭が下がり，空隙が大きくなってしまう

3 歯磨剤

1. 歯磨剤の成分と働き

歯磨剤は**表1**のような成分で成り立っています．基本成分のみで構成されている歯磨剤が化粧品に，基本成分に薬効成分が加わっているものが医薬部外品に分類されます．通常の歯磨剤以外に特殊な歯磨剤もあります．①歯周炎の予防，②歯肉炎の予防，③歯石の沈着を防ぐ，④ヤニの除去（タバコ），⑤口臭予防，⑥う蝕予防など医薬部外品の歯磨剤の効果，効能を表示したものです．

ブラッシングは歯磨剤をつけないで行うほうがよいという歯科医療者もいますが，次のような研究もあります．Steanら（1980）[15]は，ブラッシング後のプラーク付着率を歯磨剤使用群と歯磨剤不使用群で比較した結果，歯磨剤使用群のほうがプラークの付着を抑制できたと報告しています．また，Jenkinsら（1990）[16]

■ 表1　歯磨剤の成分と働き [18]

基本成分	成分	効能
発泡剤	ラウリル硫酸ナトリウム	口の中に歯磨剤を拡散させて洗浄し，汚れを除去する
研磨剤	リン酸水素カルシウム，炭酸カルシウム	プラーク，色素等を除去し，歯面を滑らかにする
粘結剤	カルボキシメチルセルロースナトリウム，アルギン酸ナトリウム	粉末と液体成分の分離を防ぐ
湿潤剤	グリセリン，ソルビトール，プロピレングリコール	歯磨剤の乾燥を防ぎ，ペースト状を保つ
香味料	甘味料，ペパーミント油，スペアミント油	爽快感を引き出す
保存料	パラベン	酸化や腐敗を防ぐ

薬用成分	成分	効用
う蝕予防	フッ化ナトリウム，モノフルオロリン酸ナトリウム	歯質強化
プラーク分解	デキストラナーゼ	プラークの基質を構成するデキストランを分解して歯面よりはがす
歯周炎予防	トラネキサム酸，塩化ナトリウム，アラントイン	歯周炎の症状を緩和する
知覚過敏抑制	硝酸カリウム，乳酸アルミニウム	知覚過敏を予防する

による，水だけでブラッシングを行った群と，抗菌薬入りの歯磨剤を使用しブラッシングを行った群における唾液中の嫌気性菌を調べた研究報告があります．Warren ら（2001）は，歯磨剤を使用することにより，歯ブラシに残留する細菌を減少させることができるという報告をしています[1), 17)]．

2. 歯磨剤

歯磨剤の多くはフッ化物配合歯磨剤です．フッ化物配合歯磨剤はう蝕予防を目的に使用されます．

①フッ化ナトリウムは歯の最表層で作用します．う蝕のない歯質のう蝕予防に有効です．歯質の耐酸性に効果があります．

② MFP（モノフルオロリン酸ナトリウム）は，歯質の内部まで浸透するため，初期う蝕の再石灰化に有効です．

③フッ化第一スズは，スズがプラーク中において静菌作用を示すため，プラークの多い人に向いています．ただし黒色の着色が生じ，味に苦みがあるなどの短所もあります[19)]．

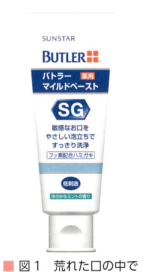
■ 図1 荒れた口の中でも染みにくい歯磨剤
バトラーマイルドペースト（サンスター）：フッ化物配合，低刺激

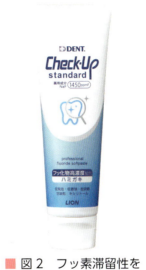
■ 図2 フッ素滞留性を高めた歯磨剤
Check-Up standard（販売：ライオン歯科材）：フッ化ナトリウム 1450ppm 配合

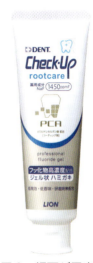
■ 図3 根面が露出した口腔内に適した歯磨剤
Check-Up rootcare（ライオン歯科材）：フッ化ナトリウムを 1450ppm 配合

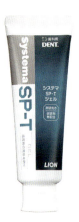

■ 図4
Systema SP-Tジェル（販売：ライオン歯科材）：バイオフィルムに浸透，殺菌するIPMP配合

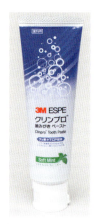

■ 図5
クリンプロ™歯みがきペースト（3M）：fTCP（リン酸，カルシウム）を配合した歯磨きペースト

3. 目的別歯磨剤

1. 知覚過敏の予防

　知覚過敏の軽減を目的にした成分のうち，硝酸カリウムは歯髄への刺激を緩和し，乳酸アルミニウムは開口した象牙細管を封鎖する効果があります[20]．

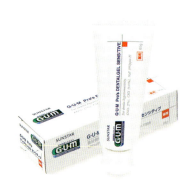

■ 図6　知覚過敏患者用歯磨剤
GUM Pro's デンタルジェル　センシティブ（サンスター）：象牙質知覚過敏で歯がしみるのを防ぐ歯磨きペースト

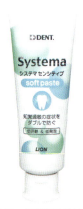

■ 図7　知覚過敏患者用歯磨剤
Systema センシティブ（販売：ライオン歯科材）：硝酸カリウム，乳酸アルミニウムなどを配合

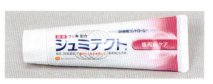

■ 図8　知覚過敏患者用歯磨剤
シュミテクト（グラクソ・スミスクライン）：知覚過敏をケアする歯磨きペースト

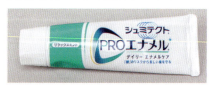

■ 図9　知覚過敏患者用歯磨剤
シュミテクトプロエナメル（グラクソ・スミスクライン）：エナメル質の再石灰化を助け、う蝕を防ぐ

2. ホワイトニング

　外因性色素沈着は，コーヒー，ウーロン茶，赤ワイン，紅茶などの，飲食物で促進されます．ポリエチレングリコールなどを配合することで着色の汚れを落とす作用を強化しています．

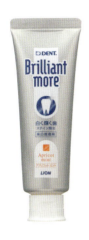
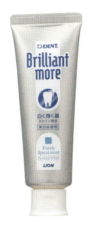

■ 図10　美白用歯磨剤
Brilliant more　アプリコットミント／フレッシュスペアミント（販売：ライオン歯科材）：フッ化ナトリウム，清掃助剤ピロリン酸ナトリウム配合

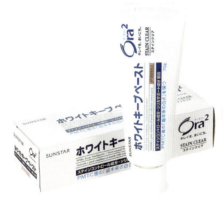

■ 図11　美白用歯磨剤
オーラツーホワイトキープペースト（サンスター）：フッ化物950ppm，ポリエチレングリコール，イソプロピルメチルフェノール配合．香料クリアミントタイプ

3. その他

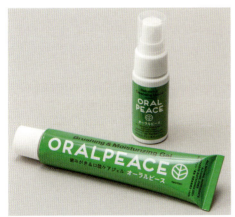
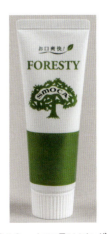
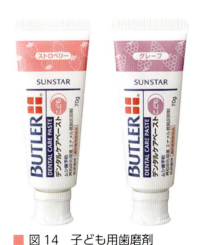

■ 図12　歯みがき＆口腔ケアジェル
オーラルピース歯磨き＆口腔ケアジェル，マウススプレー＆ウォッシュ（トライフ／販売：ヨシダ）：ネオナイシン配合

■ 図13　ヤニ取りなどに有効な歯磨剤
FORESTY（デンツプライ三金）

■ 図14　子ども用歯磨剤
バトラーデンタルケアペースト　こども　ストロベリー／グレープ（サンスター）：低濃度フッ素500ppm

4. 口腔内清拭シート

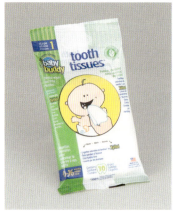

■ 図15　口腔内清拭シート
トゥースティッシュ（ヨシダ）：キシリトール配合．歯磨きができないときに使用

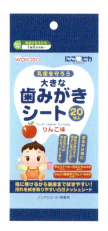

■ 図16　口腔内清拭シート
にこピカ　大きな歯みがきシート（アサヒグループ食品　和光堂）：ノンアルコール無着色．カルシウム，キシリトール，りんご・緑茶ポリフェノール配合

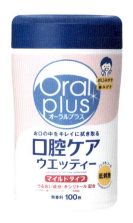

■ 図17　口腔内清拭シート
口腔ケアウェッティー（アサヒグループ食品　和光堂）

5. 歯科医院で使用するフッ化物歯面塗布剤

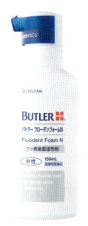

■ 図18　フッ化物歯面塗布剤
バトラーフローデンフォームN（泡タイプ）（サンスター）

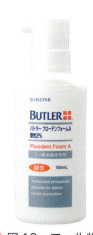

■ 図19　フッ化物歯面塗布剤
バトラーフローデンフォームA酸性2％（泡タイプ）有効成分フッ化ナトリウム(サンスター)

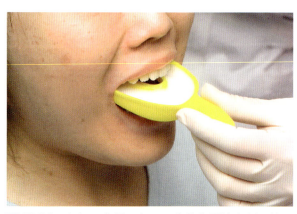

■ 図20　トレーを用いたフッ化物歯面塗布剤の使用方法

4 洗口剤

1. 洗口剤のタイプ

洗口剤は，薬事法に基づき医薬部外品，化粧品に分けられます．原液を使用する洗口剤と水で希釈するタイプがあります．薬用洗口剤は炎症の抑制．口腔疾患の予防，歯肉縁上バイオフィルムのコントロールなどに役立つ成分を含みます．配合されている薬用成分にはクロルヘキシジン，トリクロサン，フェノール系のエッセンシャルオイルなどがあります．

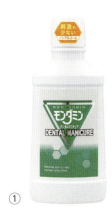
①

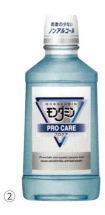
②

■ 図1　洗口剤
①モンダミンデンタルマニキュア（アース製薬／販売：モモセ歯科商会）
②モンダミンプロケア（アース製薬／販売：モモセ歯科商会）
ノンアルコール，殺菌剤CPC配合

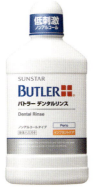

■ 図2　医歯部外品に分類される洗口剤
バトラーデンタルリンス（サンスター）
歯肉が弱っている方に刺激の少ないノンアルコールタイプ，殺菌剤CPC配合

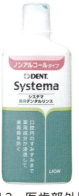

■ 図3　医歯部外品に分類される洗口剤
Systema 薬用デンタルリンスノンアルコールタイプ（販売：ライオン歯科材）IPMP配合

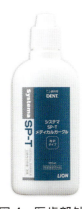

■ 図4　医歯部外品に分類される洗口剤
Systema SP-T メディカルガーグル（販売：ライオン歯科材），CPC配合

2. 洗口剤の成分

1. 殺菌剤成分

　洗口剤は，バイオフィルムのコントロール，口臭予防，う蝕予防の目的で使用されます．殺菌成分として以下のようなものがあります．
- ・グルコン酸クロルヘキシジン（CHX）
- ・トリクロサン
- ・塩化セチルピリジニウム（CPC）
- ・イソプロピルメチルフェノール（IPMP）

3. 洗口のホームケア指導 [22) 23)]

1. 洗口の目的

　う蝕予防，プラークコントロール，口腔内の軟組織の改善，口腔内の乾燥予防，口臭予防，知覚過敏予防，外来性着色予防，歯石沈着をコントロールするなどの目的で行います．

2. 洗口方法

　歯科衛生士が患者の状況に応じて適した洗口剤を紹介します．

　洗口剤の薬用成分が効果を発揮するためには，正しい洗口方法で行う必要があります．患者に幼少期についた洗口の癖があって，正しい方法を習得していなければ，歯科衛生士が指導する必要があります．

　クロルヘキシジンは，歯磨剤の成分であるラウリル硫酸ナトリウムに反応して不活性化されるので，患者にはブラッシング後に水でよく洗口してもらい，30分後にクロルヘキシジンによる洗口を行うよう指導します[22)23)]．

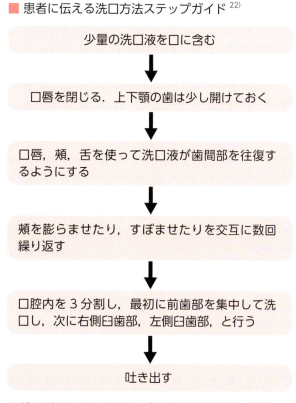

■ 患者に伝える洗口方法ステップガイド[22)]

- 少量の洗口液を口に含む
- 口唇を閉じる．上下顎の歯は少し開けておく
- 口唇，頰，舌を使って洗口液が歯間部を往復するようにする
- 頰を膨らませたり，すぼませたりを交互に数回繰り返す
- 口腔内を3分割し，最初に前歯部を集中して洗口し，次に右側臼歯部，左側臼歯部，と行う
- 吐き出す

※ 洗口時間や洗口頻度などは製品の説明書に従う

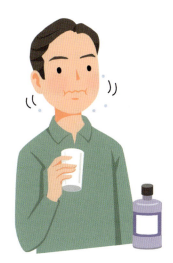

5 口腔湿潤剤

　口腔内が乾燥してくると，プラークが付着し，歯周病やう蝕が発症したり，う蝕を悪化させたりします．また，義歯を装着するのに違和感を生じます．

　乾燥がひどくなると粘膜がガビガビになりそこにプラークが付着・堆積していくため，口腔湿潤剤で軟化させ，スポンジブラシなどで清掃します．口腔内の保湿が必要となります．

1. 口腔乾燥症の患者

　口腔乾燥症の原因は，薬剤による唾液分泌低下，口呼吸，ストレスなどの精神状態，自律神経障害，糖尿病その他の全身疾患，放射線療法の後遺症などがあげられます[24]．

　口腔乾燥症の患者は，唾液が少ないためう蝕になりやすい傾向にあります．歯科衛生士は患者の口腔内状態の変化を気づくことができる立場にいますので，患者が来院したときに口腔内をよく観察して，歯科医師の診断に基づき適切なホームケアの指導をすることが重要です．

1. 口腔乾燥症の症状

　口腔乾燥症の場合，以下のような症状を呈していることが多々あります．口腔内の不快感や舌の痛みなどの患者の訴えや口腔内所見に注意して，疑いがあれば歯科医師に伝えましょう．服用薬剤もチェックしておきましょう．

口腔乾燥症の臨床所見
・口腔粘膜が乾燥している
・唾液量が少なく，ミラーなどがくっつきやすい
・口臭がある
・舌乳頭が萎縮している
・口唇が乾燥している
・嚥下障害がある（患者に確認する）

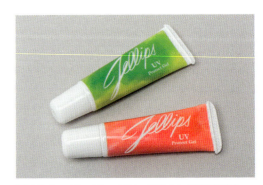

■ 図1　ジェリップス（モモセ歯科商会）

2. 口腔乾燥症の検査

水分量を測定する方法と唾液量を測定する方法などがあります．

3. 口腔乾燥症に伴う問題と対策

1.にあるような症状によって患者に次のような問題が引き起こされます．歯科衛生士は口腔ケアーの実施とともに，患者のホームケアーの指導を行います．

＜患者に起こる問題＞
- う蝕（特に根面う蝕）
- 口臭
- 舌苔が付着しやすい
- 味覚障害
- 咀嚼，嚥下障害
- 話が円滑にできない

など

＜歯科衛生士による対応＞
①頰粘膜乳頭部に開口する唾液腺からの唾液の分泌を調べる
②水分量を測定する
③唾液分泌量が少なければ食事の際に咀嚼回数を増やすように指導したり，キシリトール配合のキャンディーやカルシウム，フッ素イオン配合のガムなどの使用を提案するなど唾液分泌量を増やすような方法を指導する
④口腔内清拭用スポンジで粘膜の清掃を行う．スポンジには水または口腔湿潤剤を含ませ保湿に留意しながら，粘膜を傷つけないように注意して汚れをとる
⑤舌苔の除去を行う．患者の様子をみながら，やさしくなでるように除去していく．強い力でこすると舌を傷めるので注意する
⑥ディブライドメントを行う
⑦高濃度のフッ化物を塗布し，う蝕の予防をする
⑧口呼吸の有無を調べる．口呼吸があれば，歯科医師に伝え適切な治療をしてもらう
⑨口腔乾燥症用のホームケアー用品を紹介する
⑩刺激性の飲食物，嗜好品（コーヒーなどのカフェイン入り飲料，柑橘類，炭酸飲料，アルコール，タバコ）の摂取を避けるよう伝える

❈ COLUMN ❈ 唾液についてのミニ知識[25]

唾液の役割：口腔の自浄作用や咀嚼，発音を円滑にする作用，口腔粘膜，舌の保護，抗菌作用，歯質の再石灰化促進，味覚を高める溶媒

唾液の粘度：唾液糖タンパクのムチン含有量で決まる（舌下腺はムチンを多く含み，耳下腺は漿液腺で顎下腺は混合型）

唾液分泌量：一日約1.5リットル

唾液分泌速度：日内変動としては午後3時前後にピークを示し，季節変動としては春～秋にかけて分泌速度が早い．

三大唾液腺：顎下腺・耳下腺・舌下腺．顎下腺からの分泌量が最も多い．小唾液腺は全体の10%以下．

唾液のpH：5.8～7.8．分泌速度に比例して変化する．

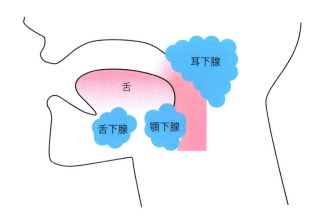

2. 口腔湿潤剤のタイプ

口腔湿潤剤とは減少した唾液を補い，口腔乾燥症状を改善することを目的に開発されたものです[26]．

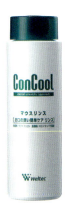

■ 図2　コンクールマウスリンス（ウエルテック）
ホエイタンパク配合

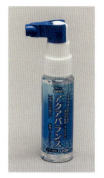

■ 図3 アクアバランス薬用マウススプレー（販売：ライオン歯科材）

舌の中央部に向けて適量（3〜4プッシュ）スプレーし、舌で口腔内にまんべんなく行きわたらせる

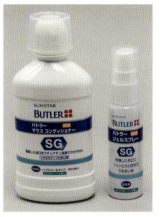

■ 図4 バトラージェルスプレーとコンディショナー（サンスター）

口腔保湿液．保湿成分Tornare配合

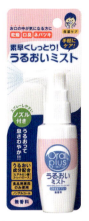

■ 図5 口腔用スプレーうるおいミスト（アサヒグループ食品 和光堂）

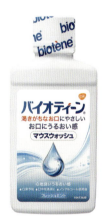

■ 図6 バイオティーンマウスウォッシュ（グラクソ・スミスクライン）

ノンアルコール，低刺激

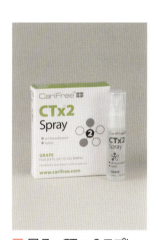

■ 図7 CT×2スプレー（ヨシダ）

キシリトール含有のスプレー

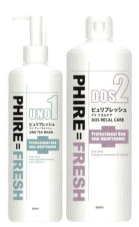

■ 図8 ピュリフレッシュシリーズ（ヨシダ）

口腔粘膜の汚れを除去

■ 表1 唾液機能を減少させる薬物[23]

抗コリン作用
抗ヒスタミン薬
抗高血圧薬
抗不安薬
利尿薬
抗うつ薬
など

3. 口腔湿潤剤の使用法

①リップジェルの塗布
リップジェルを口唇へ使用する．綿棒に少量のジェルを付け，口唇の縦皺と口唇全体に塗布します．
②粘膜にスポンジブラシで使用
スポンジブラシのハンドル（把柄部）の部分を少し曲げ，水をつけてからしぼったスポンジに保湿剤を付けてやさしくなでるように清掃します．
③スプレーの使用方法
口腔内に適量（3〜4回）をスプレーします．舌で口の中に行きわたらせます．量が多い際は，吐き出させます．

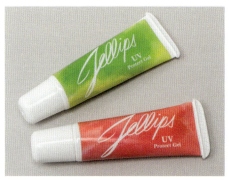

■ 図9　ジェリップス（モモセ歯科商会）
シアバター配合，口唇のくすみをケア．保湿力が強く，紫外線から唇を守る．
ストロベリーとレモングラスフレーバーの種類がある

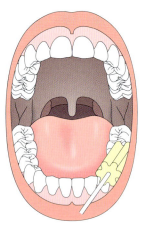

■ 図10　粘膜にスポンジで使用

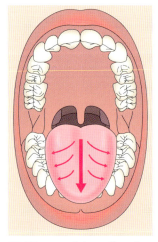

■ 図11　舌をスポンジで清掃[2)]

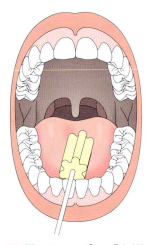

■ 図12　スポンジを湿らせて，少しずつやさしく拭き取る

6 ウォーターピック

1. オーラルイリゲーションとホームケア指導

　オーラルイリゲーションとは，一定の水流による水圧，あるいは脈動する水流が作り出す強弱によってデンタルバイオフィルムを洗浄し，除去する方法です．デンタルバイオフィルムや食片を洗い流すことで，歯肉炎，歯肉出血の減少につながります[27]．

1. オーラルイリゲーションの装置

(1) 装置の種類と作用

　オーラルイリゲーションの装置には大きく分けて持続水流式と脈動式の2種類があります．脈動式のイリゲーション器材は脈動により流体力学的にインパクトゾーンとフラッシングゾーンという2つの流動作用域が生じます．その作用により，歯ブラシの届きにくい歯間部，歯肉ポケットの洗浄や歯肉マッサージを行うことができます．洗浄チップの種類にはラバーチップ，テーパー状のチップ，カニューレ状のチップ，ブラシ状のチップなどがあります．

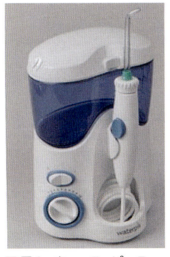

■ 図1　ウォーターピック
（Waterpik／販売：ヨシダ）

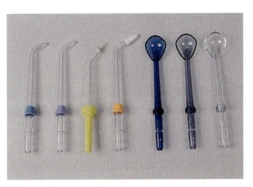

■ 図2　洗浄チップの種類

■ 患者に伝えるオーラルイリゲーションの使用方法ステップガイド[22]

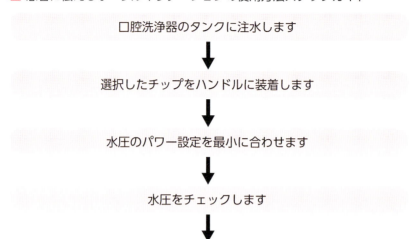

口腔洗浄器のタンクに注水します

↓

選択したチップをハンドルに装着します

↓

水圧のパワー設定を最小に合わせます

↓

水圧をチェックします

↓

できるだけ洗面台に近づき，前かがみになりオーラルイリゲーションのチップを口腔内の使用部位にあてます

↓

スイッチを入れます．スイッチを入れると同時に水が出てくるので，口を少し閉じ気味にし，水が口より流れるようにします

↓

様子をみながら水圧のパワーを調整していきます

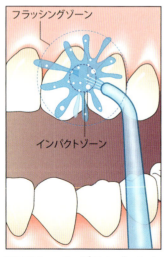

■ 図3 インパクトゾーンとフラッシングゾーン[22]

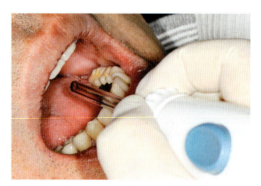

■ 図4 ウォーターピックの操作[22]

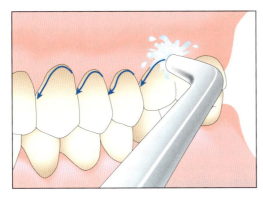

■ 図5 オーラルイリゲーションの操作
歯肉に対して90度
歯肉辺縁に沿って動かす
動かす順序（上顎頬側臼歯部〜下顎）

（2）操作のポイント[23]

口腔全体にオーラルイリゲーションを使用する際のポイントは以下のとおりです．
・歯肉辺縁に沿ってチップを動かしていきます．
・上顎の頬側臼歯部より前歯部に移動し，頬側を行い，上顎頬側を終えてから口蓋側を行い，次に下顎を行うようにします．
・各部位につき，5〜6秒間水をあてます．

（3）オーラルイリゲーションの禁忌症

　感染性心内膜炎は，心臓弁と心内膜の微生物性感染症であるため[23]，この疾患のリスクがある患者さんについては，オーラルイリゲーションを使用する前に医師による対診が必要です．

7 インプラントの清掃

　上部構造とインプラント体の関係はいろいろあり，空隙の形もそれにより変わります．またアタッチメントの種類には**図4**のようなものがあります．

　インプラントのチタン表面と軟組織境界面は傷つきやすいため，硬い歯ブラシの使用は適していません．また，歯肉の状態の変化にも合わせる必要があります．歯ブラシは歯科衛生士が選択し，患者さんにすすめるとよいでしょう．

　通常は刷毛部がやわらかめのものをすすめます．さらに，歯肉に炎症がある場合などは，もう一段下のエキストラソフトやウルトラソフトを使用してもらうとよいでしょう．ヘッドも患者さんの口腔状態にあった歯ブラシを選択するようにします．インプラント専用の歯ブラシやフロスもあるので，利用をすすめましょう[22]．

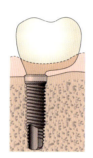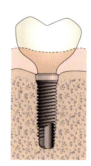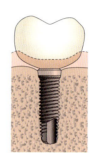

■ 図1　上部構造とインプラント体の関係と歯間空隙

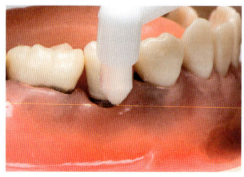

■ 図2　インプラントの清掃
アバットメントを傷つけないようにやさしく的確にプラーク除去を行う

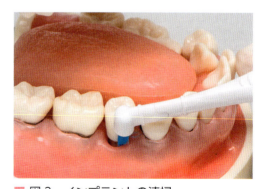

■ 図3　インプラントの清掃
インプラント体と歯冠辺縁の状態に合わせブラシを選択

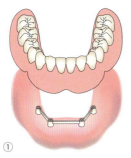
①

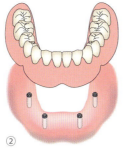
②

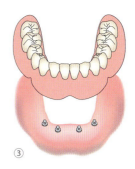
③

■ 図4　アタッチメントの種類
①バーアタッチメント，②磁性アタッチメント，③ボールアタッチメント

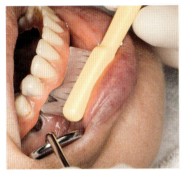

■ 図5　頰側面の清掃
インプラントの間に刷掃部が入り込むようにあてて小刻みに動かす

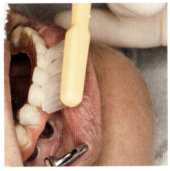

■ 図6　上部構造の清掃
インプラント体だけでなく，上部構造に付着したプラークも忘れずに除去する

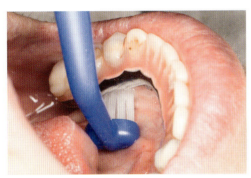

■ 図7　臼歯部舌側の清掃

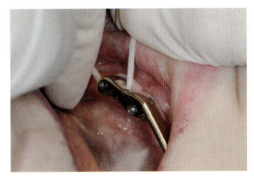

■ 図8　インプラント体のフロッシング
インプラント体にフロスを巻き付けて行う

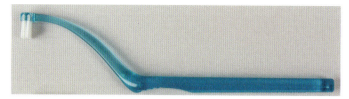
■ 図9　インプラント用歯ブラシ
DENTAID（茂久田商会）

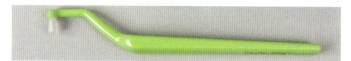
■ 図10　インプラント用歯ブラシ
Tepe（クロスフィールド）

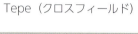
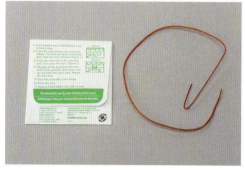
■ 図11　インプラント清掃のためのフロス
バトラー ポストケア♯842P（サンスター）

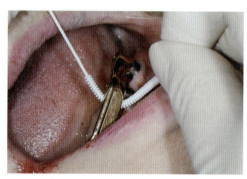
■ 図12　インプラント用フロスの使用
唇側←→舌側と交互に引く

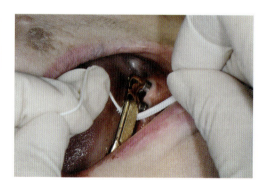

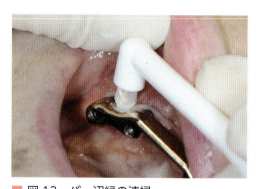
■ 図13　バー辺縁の清掃
患者が痛くないか確認して行う．スクリュー部も清掃する

8 デンチャーケアー

　う蝕と歯周病は，歯の欠損の主要な原因です．その欠損部位を補う装置の1つとして，義歯があります．義歯には天然歯と同様にデンタルバイオフィルムが付着します．多くのプラークが付着していることが多いため，粘膜の炎症につながります．義歯についての基礎知識を身につけ，義歯の清掃は毎食後行うなど，正しいケアーを患者に指導することが歯科衛生士の役目です．

1. 義歯の構造 [29)][30)]

1. 全部床義歯

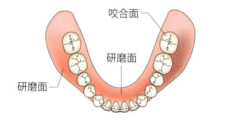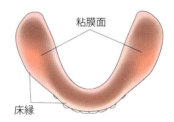

■ 図1　全部床義歯（下顎義歯）各部の名称

2. 部分床義歯

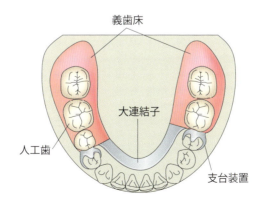

■ 図2　部分床義歯の構成要素

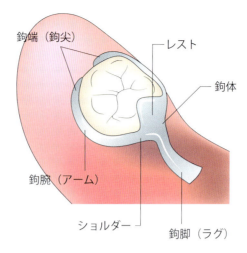

■ 図3　クラスプ各部の名称

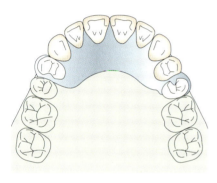

■ 図4　中間義歯
欠損が歯列の中間にある中間欠損症例に適用する義歯

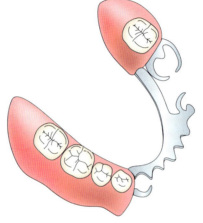

■ 図5　遊離端義歯
欠損が残存歯の後方にあり，欠損の後方には，残存歯が存在しない，遊離端欠損症例に適用する義歯

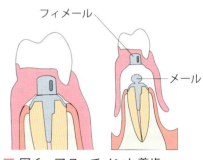

■ 図6　アタッチメント義歯
歯根側にメール部分，義歯側にフィメールが装備されている

2. 歯科衛生士が行うデンチャーケアー

1. デンチャープラークコントロールの意味

　歯科医院に来院された患者には歯のプラーク除去を行いますが，それと同じように，義歯に付着したプラークも毎回除去する必要があります．

　その理由は，①口臭，②口腔粘膜の炎症，③残存歯のう蝕，歯周病，④誤嚥性肺炎，義歯性口内炎，口角炎，鵞口瘡，義歯床下粘膜の炎症，の原因になるためです．

2. 歯科診療所でのデンチャーケアー

(1) 問診

　次の項目について問診を行います．
- ・今までと変わりがないか．服用薬は変わったか
- ・体調はよいか．会話はしやすいか
- ・食事には支障がないか
- ・残存歯の状態はどうか．痛い場所はないか

(2) 口腔外診査（デンチャーを装着した状態で）

- ・発音が正常に行われているか
- ・口腔周囲の皺の状態
- ・左右対称かどうか

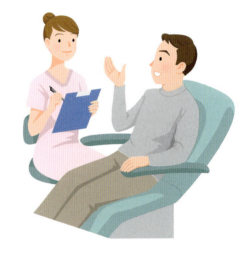

(3) デンチャーのチェック

　人工歯の歯頸部付近，クラスプ周囲にはプラークが付着しやすくなっているので注意してチェックします．義歯性バイオフィルムは，グラム陽性球菌・桿菌・糸状菌などからなり，また，カンジダ症を起こすカンジダアルビカンスも生息しています．

　歯石の有無についてチェックします．下顎前歯部，上顎第一大臼歯部に歯石沈着しやすいので注意してみます．

(4) 義歯の装着状況の確認

　破折の有無，咬耗，摩耗など義歯の状況を歯科医療スタッフがチェックします．

　患者には，義歯を毎日装着しているか，装着時に違和感があるか，痛みはあるか，食事しにくいかを問診します．1日のうち一定時間は取り外し，粘膜を咀嚼，ブラキシズム，クレンチングによる圧力から開放する必要があります．

（5）清掃方法のステップ（歯科医院で行う際）

　義歯用ブラシと義歯洗浄剤を用い清掃を行います．クラスプ，アタッチメントがある場合は，歯ブラシを使用することもできます．

　就寝中は，義歯を取り外します．顎関節に損傷を与える可能性については，確認が必要です．

■ 義歯の清掃方法のステップガイドと義歯支台歯清掃

口腔内から義歯を取り外し，流水下で義歯に付着したプラーク，食片などを洗い流します

↓

ブラシで義歯についたぬめりをとります

↓

洗浄剤の入ったビニール袋ごと専用の容器に入れ，超音波洗浄器にかけます

↓

超音波洗浄が終わったら，プラークなどの汚れ，ぬめりが取れたかを確認します．まだ汚れが残っているようなら，もう一度汚れを取ります

↓

洗浄液より取り出ししっかり水道の流水下で洗います

↓

オーバーデンチャーの支台歯は，義歯で覆われてしまうためプラークの付着が多くなります．根面板は高さのあるものと，ないものがあります．高さがない根面板は，歯ブラシの毛先がうまくあたるように注意が必要です．難しい場合は，タフトブラシを用いて清掃するとよいでしょう

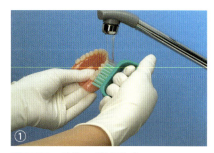
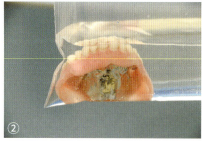
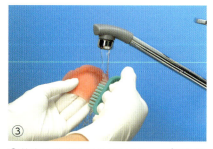

■ 図7　義歯の管理（プロフェッショナルケア）
①義歯を取り外し，流水下で付着したプラーク，食片などを洗い流したのち，義歯用ブラシで義歯についたぬめりを取る（資料提供：ニッシン）

②洗浄剤の入ったビニール袋ごと専用の容器に入れ，超音波洗浄器にかける

③義歯を洗浄液から取り出し，ブラシを用いて洗浄する（資料提供：ニッシン）

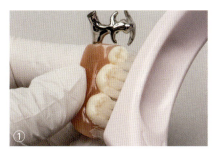
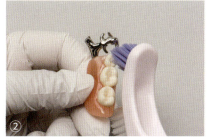
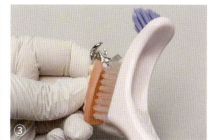
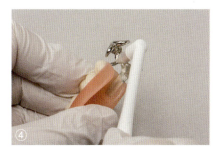

■ 図8　クラスプデンチャーの清掃
①②咬合面の溝にブラシのナイロン毛がしっかりあたっていることを確認する
③床の内側部分（粘膜面）も清掃する
④金属の凹凸部分はタフトブラシなどを使用し，プラークを除去する

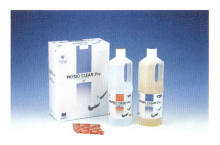

■ 図9　義歯洗浄剤
フィジオクリーンプロ（ニッシン／販売：モリタ）
歯科医院内での義歯の洗浄に使用される

(6) 残存歯

　歯根が咬合圧を負担するので欠損部の負担を軽減することになります．安定と維持などの理由から残存歯を維持するのが好ましく，残存歯のプラーク除去を忘れてはいけません．

(7) 床下粘膜

　やわらかいスポンジブラシを用いて，水にスポンジを浸してから水分をしぼり臼歯部から前方に向けて軽い圧で清掃します．舌清掃も行います．
　粘膜，歯肉に炎症が起きていないか調べ，舌，歯肉，粘膜が傷つかないように，やわらかい歯ブラシ，スポンジブラシで清掃します．粘膜が乾燥しているようであれば，口腔湿潤剤を使用します．
　洗浄剤は各メーカーで使用方法が異なるため，使用する前に説明書をよく読むことがポイントです．

(8) ノンクラスプデンチャーの場合

　素材は，①ポリアミド系合成樹脂，②ポリカーボネート合成樹脂，③ポリエチレンテレフタート系合成樹脂の3種類に分類されます．清掃方法は，アクリル樹脂に比べれば，表面がやわらかいため，義歯用歯ブラシを使用せずやわらかい歯ブラシ，スポンジで，フォームタイプの義歯洗浄剤などで清掃します（歯科医

師に確認します）．使用する場合は義歯に傷がつかないか確認して使用します．義歯洗浄剤がノンクラスプデンチャーに使用可能かを判断することが必要です．

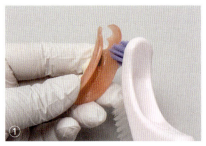
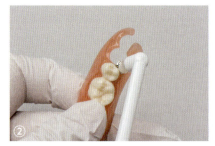

■ 図10　ノンクラスプデンチャーの清掃
①硬いブラシでは，傷つく可能性があるので注意する
②細かい部分の清掃はタフトブラシを使用することもできる

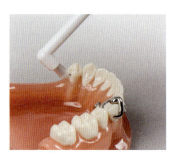

■ 図11　残存歯の清掃も忘れずに行う

（9）夜間の装着の有無

　義歯の夜間装着については，歯科医師の指示に従います．
　夜間装着する場合も，容器に保管する場合も義歯の汚れを取り除くことが大切です．

（10）ホームケアー

　義歯の清掃を指導します．その際，患者にわかりやすいように，染め出し液でプラークを染め出すとよいでしょう．
　ブラシを使用し，流水下でよく洗い，洗浄剤を使用します．ブラシで洗う際，患者の口腔に合わせた義歯の凹凸の部分や，クラスプ部の清掃の仕方など，注意するポイントを伝え，最後に義歯の着脱方法を指導し，適切に装着できているかを評価します．

清掃のポイント
① 義歯を落とさないようにしっかりもつ
② 毎食後清掃する
③ 残存歯の清掃を忘れないこと
④ クラスプの清掃はクラスプを変形させないようにていねいに扱う
⑤ 義歯床の顎堤部内面
⑥ 義歯床の粘膜面
⑦ 人工歯の歯頸部や小窩裂溝
⑧ クラスプ，アタッチメント，バーなどの内面，外面，結合部も清掃する

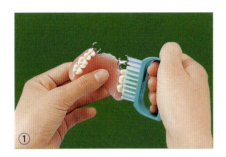 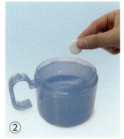 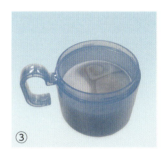
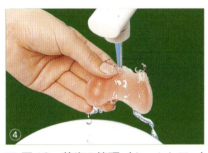 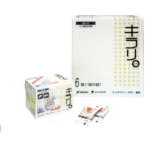

■ 図12　義歯の管理（ホームケアー）（キラリ〈ニッシン／販売：モリタ〉の使用方法）
①流水下で義歯に付着した大きな汚れをブラシを用いて洗い流す
②コップなど40℃程度のぬるま湯150mLに1錠入れてかき混ぜる
③義歯を入れ，一晩浸け置き洗いをする．急ぎの場合は最低30分以上つける
④義歯を洗浄液から取り出し，流水下ですすぎ洗いする
（資料提供：ニッシン）

3. 義歯の保管方法

①変形，変色，ひび割れの原因になるため容器に水を入れその中に義歯を入れて保管します．
②高温，乾燥には気をつけます（60℃以上のお湯で変形します）．

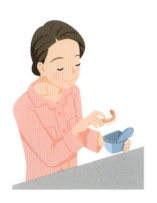

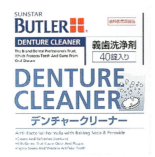

■ 図13　家庭用義歯洗浄剤
バトラーデンチャークリーナー（サンスター）

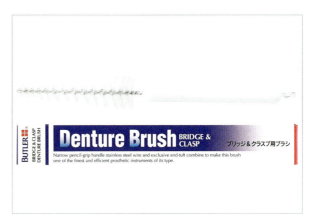

■ 図14　ブリッジ＆クラスプ用ブラシ
バトラーブリッジ＆クラスプ用ブラシ♯206（サンスター）

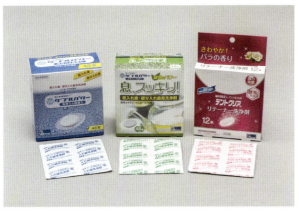

■ 図15　義歯用洗浄剤
デントマスターシリーズ（モモセ歯科商会）
①デントマスターダブルパワー（洗浄力＆除菌力）
②デントマスターダブルパワー（洗浄力＆除菌力，息すっきり緑茶パワー）
③デントクリア洗浄剤（バラの香り）

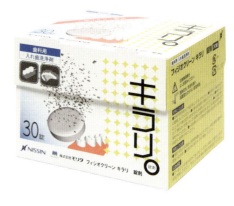

■ 図16　義歯用洗浄剤（錠剤タイプ）
フィジオクリーン　キラリ（ニッシン／販売：モリタ）

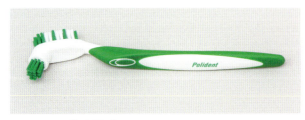

■ 図17　義歯用ブラシ
ポリデント入れ歯の歯ブラシ（アース製薬）

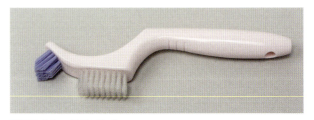

■ 図18　義歯用ブラシ
エラック義歯ブラシ（ライオン／販売：モリタ）

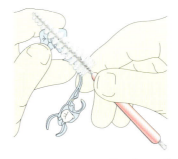

■ 図19　クラスプ用ブラシ[5]

■ 表1　義歯洗浄剤の義歯材料に及ぼす影響[31]

義歯洗浄剤の成分	床用レジン	金属	アクリル系	シリコーン系	ティッシュコンディショナー
次亜塩素酸	△	△	△	△	×
酸	◎	×	◎	◎	△
酵素入り過酸化物	◎	○	△	○	△
酵素系	◎	◎	○	△	△
過酸化物	◎	○	△	○	×
銀系無機抗菌剤	◎	△	◎	◎	○
生薬	◎	◎	◎	◎	◎
消毒薬（界面活性剤＋超音波）	◎	◎	◎	◎	◎

COLUMN　歩行に困難がある方が来院したら[35]

　高齢で，全身疾患や脳血管障害の既往歴がある患者など，歩行に困難がある患者さんが来院される場合は，診療室までの誘導や，立ち上がる際の介助を行いましょう．

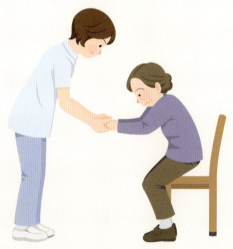

患者さんに手を握ってもらい両手を斜め下に引き下げ，前かがみになるよう誘導する

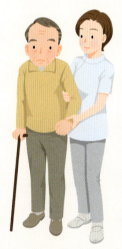

介護者は，患者の不自由な側の後方に立ち，腋下に軽く手を添える．または手首も下から支える

COLUMN 車椅子の知識

　車椅子で歯科医院に来院された患者で，ユニットへの移乗が必要な場合は，歯科医院のスタッフが患者に合わせた介助を行います．患者を移乗させる際は，デンタルチェアーを車椅子の高さと同じか，車椅子よりも低い位置に設定し，車椅子はデンタルチェアーと同じ向きで約30°の角度をつけておくとよいでしょう．

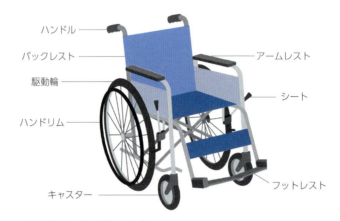

■ 車椅子の各部位の名称

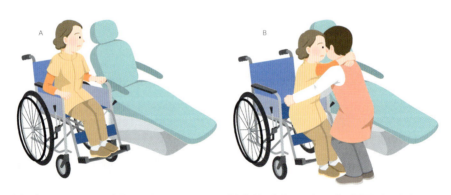

(A) デンタルチェアーを車椅子の高さと同じか，あるいはそれよりも低い位置に設定する．車椅子のブレーキをかけ，フットレストとアームレストを除けて，デンタルチェアーのアームをあげる

(B) 術者は患者の両手の下方で腰周囲をかかえこみ，患者の背中で両手を組む．患者は術者の両肩か首をかかえこみ，デンタルチェアーに移動する

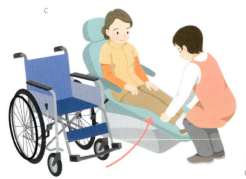

(C) 患者をデンタルチェアーに移乗させ患者の足を持ってチェアに上げる

■ 動ける患者の車椅子からの移乗[23)]

3. 訪問時のデンチャーケアー（往診）

　介助が必要な患者の口腔内は，舌，口唇の動きが悪いと食物残渣がみられやすく，う蝕，歯周病などを引き起こし，誤嚥性肺炎など二次感染の誘因ともなります．
　これらを防ぐためにも口腔ケアーは重要になります．

1. 口腔ケアーにおける体位 [32]

　口腔ケアーを行う前に患者に褥瘡の有無，部位を確認します．
　次に患者の褥瘡の部分に配慮しながら，クッションやタオル，毛布，枕をあてます．
　首，肩，腰などに力がかかっていないか，患者が苦痛になっていないか，声をかけたり，患者の表情をみながら体位を決めます．

> memo 褥瘡性潰瘍
> 長期にわたる過剰な体重の圧力の結果として，通常，骨の突出部上に発生する潰瘍．

口腔ケアーにおける体位には次のようなものがあります [32]
①座位
②ファーラ位　　　（頭部を 45 〜 60°挙上した体位）
③セミファーラ位　（ベッドの頭部を 20 〜 30cm 挙上した体位）
④側臥位　　　　　（体側を下にして横向きにした体位）
⑤仰臥位
　※座位もしくはファーラ位が気道に誤嚥しにくい体位です．

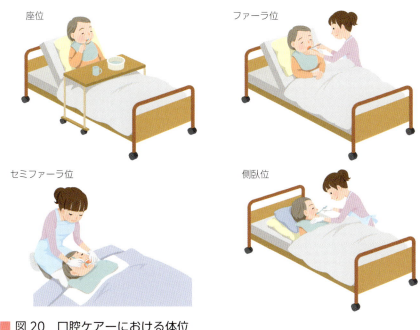

■ 図 20　口腔ケアーにおける体位

介護の姿勢には次のようなものがあります[33].
①手首支え：手で顎や頭を固定し歯ブラシをもっている手首を介護者の手で支え，介護者と要介護者と共同で歯ブラシ操作を行います．
②前支え：要介護者の前方より左手で顎を支えながら口を開かせ右手で歯ブラシを操作します．
③後ろ抱え：要介護者の後方より左側の胸と腕で要介護者の頭を支え手の掌で顎を支え指で口を開かせ，右手で歯ブラシを操作します．

2. 要介護者への口腔ケアーの目的

次のような目的があります．
①口腔機能の維持，回復（摂食嚥下機能の改善）
②口腔粘膜の刺激による唾液量の増加
③老人性肺炎の予防（誤嚥性肺炎など），口内炎，粘膜潰瘍の予防
④う蝕予防，歯周病の予防，維持，改善
⑤口臭予防
口腔内のケアーが行われ，機能が回復し，食事が楽しくできれば，表情も明るく変化し，会話も楽しくなります．人間関係も円滑化し日常生活を送ることに意欲が出てくることが理想です．

3. デンチャーケアーに必要な用具

口腔内を見やすくするための視野の確保と安定化のために，術者は開口器やバイトブロックなどを使用する必要があります．
注意事項は以下になります．
・動揺がある歯には負担がかからないようにします．
・顎関節の疲労がないか患者を気づかいます．

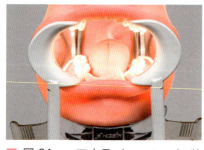

図21 eマウス（ニッシン）装着

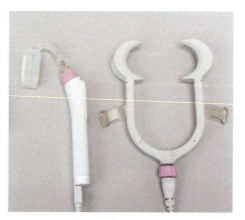

図22 ポータブルLED照明器
照明器が口腔内を明るく照らす開口器．暗くて見えにくい臼歯部も明るく見やすくなる．
eBite2, eマウス（ニッシン）

4. 要介護者の口腔ケアーを行う際の対応

①会話はわかりやすい言葉を選んで話します．
②長所を引き出して口腔ケアーを嫌がらないようにします．
③患者が口腔ケアーを自分自身で行えるようであれば，ケアーの行い方を指導します．
　その際，口腔清掃は要介護者にとっては大変な作業であるということを理解し，温かく接し指導しなければなりません．
④患者，訪問施設，訪問患者の自宅においてそれぞれの方との良好な関係を築くため，訪問時は明るく振る舞うようにします．

5. 臨床における手順

①最初に，声かけを行います．
　患者さんに挨拶を行い，「お元気ですか？」の一言は必ずかけるようにします．握手をし，患者の状況を把握します（表情，バイタルサイン）．すぐに口を開けさせて口腔清掃をすることは避けましょう．
②要介護者の体位を整えます．
③手で口の周りのマッサージを行い，リラックスさせ，開口を行いやすくします．
④首の周りにタオルを置き，水で首の周りが濡れないようにします．
　口腔粘膜，舌，歯，歯肉をチェックし，出血などがないか，汚れの部分を評価します．
⑤義歯が装着されている場合は，義歯が適切に装着されているか，咬合ができているかを歯科医師が判断し評価します．その後義歯を外して，口腔内を診ます．
　※義歯の洗浄，清掃などは，p.57-63 を参考にしてください．
⑥うがいができるかを評価します．
　頬粘膜，口唇，舌の動きができるかを評価し，うがいができる患者には，適切なうがい方法を指導します．
　ベッドから起きることができない要介護者には，ガーグルベースンなどを頬に密着させ，口角より口に

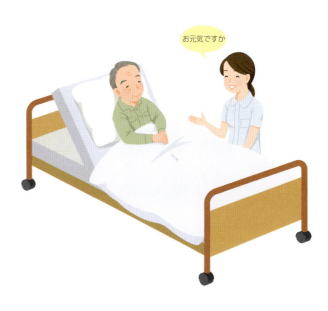

含んだ水を出させます．このとき誤嚥させないように，気をつけます．
⑦歯ブラシが患者にとって適切に選択されているかを評価します．
　刷毛部が硬すぎないか確認します．高齢者には，歯肉，粘膜，根面が傷つかないようにやわらかい植毛の歯ブラシが適しています．
　歯ブラシの大きさが適切であるかを判断し，交換時期についても指導します．
⑧自身でブラッシングできる患者はブラッシングを見守りましょう．
　半身麻痺などで手指の機能障害がある患者には，電動ブラシも考慮します．振動する電動歯ブラシよりも回転式の刷毛部がやわらかい電動歯ブラシのほうが，違和感が少なくて好む高齢者もいるため，みきわめることが必要です．
⑨義歯を外します．
　義歯の着脱が患者自身で容易に行えるかチェックします．
　クラスプ，床，着脱用のフックを指にかけて外すように指導します．
⑩自身で口腔清掃できない患者は介助します．
　口の中の状況を見て，義歯が装着されている場合は外します．歯がある人は，やわらかい歯ブラシを使用し歯を磨きます．よく磨けたら口腔内がきれいになるまで口をすすぎます．そのときに口の周りが濡れていると患者が次からのブラッシングを嫌がるので，すぐに乾いたタオルで拭きます．
　歯ブラシで磨いた歯，口腔内を見て出血していないかをチェックします．

6. 訪問診療で患者の歯がデンチャーではなく天然歯だった場合

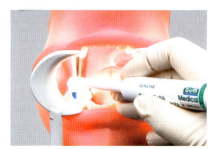
■ 図23　特に臼歯部はライトがあると，正確に歯肉の状態を把握できる

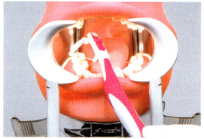
■ 図24　歯科衛生士が使用する際，口腔清掃用具はハンドルが長いほうが行いやすい

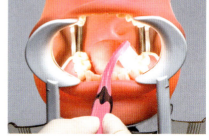
■ 図25　開口器のハンドルで口唇をはさまないように気をつける

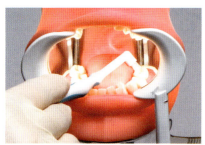
■ 図26　臼歯部にタフトブラシの使用する際は，ハンドルを少し長くもつ

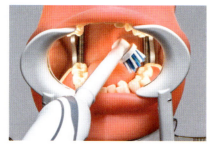
■ 図27　手用歯ブラシで除去できないときは電動ブラシを使用する

7. 無歯顎のケースや口腔内が乾燥している場合の清拭

口腔粘膜用ブラシや，スポンジブラシを使用します．
かなり乾燥している場合はスポンジブラシよりも，大きいタイプの綿棒やガーゼを使用します．
歯，粘膜，舌を清掃する際は傷つけないように，やさしくスポンジブラシ，綿棒を動かします．
①はじめにうがいを行い，食物残渣を流します．
　うがいができない患者は，スポンジブラシを水または，ぬるま湯で濡らし，少し水分を絞り清掃します．
②乾燥が多いケース
　保湿剤をスポンジや綿棒で口腔内の乾燥している部分に塗布し，粘膜をふやかしてから少しづつ除去していきます．無理に強くこすると粘膜に傷をつけてしまうので注意します．
③口腔内に傷ができている場合，歯科医師の判断に従います．
④唇が乾燥している患者には，唇に保湿剤を塗布します．

COLUMN　バイタルサイン[36]

　正しい口腔ケアーを行うためには，全身の健康状態を把握する必要があります．
　そのためには，患者のバイタルサインを確認しておくことが必要です．
　数値に問題がある場合，事前に主治医と話さなければならないこともあります．
　口腔ケアーでは出血を伴うこともありますので，検査の結果を把握し，組織の治癒に影響を及ぼさないように努めることが必要です．

- ●脈拍数　正常範囲：60〜100回／分
- ●呼吸数　正常範囲：14〜20回／分
- ●血圧

	収縮期　mmHg	拡張期　mmHg
正常	＜120	＜80
境界域	120〜139	80〜89
高血圧	140〜159	90〜99
	＞160	＞100

- ●体温
　正常値：36℃〜37℃（腋下温）
　なお，新生児の体温は高く，高齢者では皮下脂肪が薄く皮膚の熱の電導度が低いために低値となる．
　体温は測定する時間によっても変動し，午前2時から6時に最低値，午後3時から10時に最高値を示し，その温度差は1℃となる．

- ●血液検査

感染にかかわる検査
①ヘモグロビン（Hb）
　酸素運搬を知る指標となる．低下すると創傷治癒不全，易感染の問題が生じる．
②白血球数（WBC）
　感染，炎症反応を知る指標となる．
　感染初期から増加する白血球数，好中球数，リンパ球数に注意．
③C反応性タンパク質（CRP）
　炎症や組織細胞の破壊が起こると血清中に増加するタンパク質．

血液凝固にかかわる検査
①血小板数（PLt）
　血小板は，血管が損傷したときに傷口をふさぎ，止血作用をもつ．
　患者さんが動脈血栓症（狭心症，心筋梗塞など）の予防のためにアスピリン，非ステロイド系抗炎症剤を服用していることもあり，その場合出血傾向が高くなる．
②プロトロンビン国際標準化比（PT＜－INR＞）
　抗凝固療法推奨治療域PT（－INR）2.0〜3.0．
　70歳以上の患者の抗凝固療法の目標値は，1.5〜2.1．
　重篤な脳塞栓においても2.6が上限．
　心内血栓，脳梗塞の予防のためにワルファリンを服用している患者がいるので，注意が必要です．

- ●肝機能にかかわる検査
①AST（GOT）　ALT（GPT）
　AST（GOT）　ALT（GPT）はアミノ酸をつくり出す酵素．
　AST，ALTの両方の数値が高い場合は，肝臓の障害を疑い，ASTの値だけが高い場合は心筋梗塞を疑う．
②γ-GTP
　γ-GTPは肝臓，腎臓，膵臓，小腸などに含まれている解毒に関する酵素．

- ●腎機能　アンモニアは，タンパク質が分解されて生じる．肝臓で無毒な尿素に変えられ腎臓から尿として排出される．
　肝機能の低下では，アンモニアから尿素への代謝が進まず血中のアンモニア値が上昇し尿素窒素は減少する．血中のアンモニアが増加すると脳が障害され肝性昏睡と呼ばれる意識障害を引き起こす，末期の肝硬変

症など重度の肝不全でみられる．
①血中クレアチニン（Cr）血中尿素窒素（BUN）
　老廃物の代表で腎機能が低下すると数値が上昇する．
②腎糸球体濾過量（GFR）
　①ナトリウム（NA）
　　低ナトリウム血症の症状は，急性の場合は，痙攣などの重篤な症状を現す．
　　高ナトリウム血症の症状は，高血圧などがある．

②カリウム（K）
　低カリウム血症では，筋力の低下，食欲減退．
　高カリウム血症では，嘔吐などが起こる．
③ヘマトクリット（Ht）
　ヘマトクリット値の低下は貧血を疑う．
　ヘマトクリット値の上昇は体液が減少している状態（脱水）が考えられる．
　体液内のPHは常に約7.4に保たれる．

COLUMN　唾液分泌の減少の原因

①水分摂取不足
水分不足になると体温調整，老廃物，排せつなどに影響します．
②会話の不足
会話をほとんどせず咀嚼筋，表情筋を使用しないと唾液量が少なくなる可能性があります．

③服用薬による唾液分泌量減少
副作用で唾液量が減少します．例：降圧利尿剤，抗ヒスタミン剤
④加齢による唾液分泌量減少
唾液腺の萎縮により唾液量が減少すると総義歯などの顎堤への吸着力が落ちます．

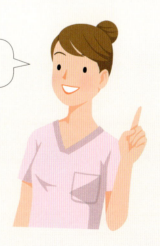

唾液についての知識ももっておきましょう

COLUMN　ユニバーサルデザインフード[34]

患者の口腔内の状況によって（外科処置後など）食物をよく噛めない場合にも受け入れることができる食品です．

患者の咀嚼力，嚥下力を知っておくことは，口腔衛生指導にも重要です．

■ ユニバーサルデザインフード「介護食区分表」

	I	II	III	IV
噛む力・飲み込む力の目安	かたいものや大きいものはやや食べづらい	かたいものや大きいものは食べづらい	細かくやわらかければ食べられる	固形物は小さくても食べづらい
	普通に飲み込める	ものによっては飲み込みづらいことがある	水やお茶を飲み込みづらいことがある	水やお茶を飲み込みづらい
形状	容易に噛める	歯ぐきでつぶせる	舌でつぶせる	噛まなくてよい
食品形態の目安	普通の米飯〜軟飯	軟飯〜かゆ	かゆ	ミキサーがゆ
	豚の角煮	煮込みハンバーグ	テリーヌ	レバーペースト
	焼き魚	煮魚	はんぺん煮	ムース
	目玉焼き	厚焼き卵	温泉卵	やわらかプリン
	にんじんの煮物	にんじんのグラッセ	にんじんのおろし煮	にんじんのペースト
	バナナ	バナナ	カットバナナ	バナナピューレ
	リンゴ一口大	リンゴ煮	リンゴすり下ろし	

（日本介護食品協議会ホームページより作表）

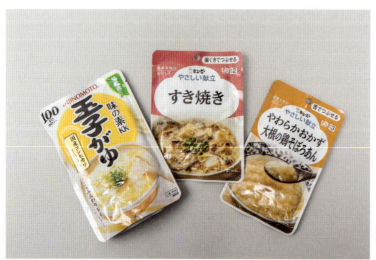
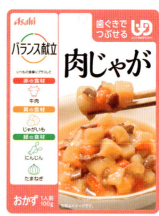

■ 市場で購入できるユニバーサルデザインフードの例

COLUMN　糖尿病[5)]

　糖尿病と歯周病の関連は深く，歯周病のメインテナンスの意義は大きいといえます．糖尿病の基本的な知識を理解し処置にあたる必要があります．

　糖尿病の定義：高血糖を特徴とする代謝性疾患の一種で，高血糖はインスリン欠乏，インスリン抵抗性，あるいはその両方に起因します．インスリンの相対的あるいは絶対的不足，あるいはインスリンの作用不足があります．

　代謝：生体内で行われる合成反応と分解反応を指します（新陳代謝の略称）．

　インスリン：インスリンは膵臓のβ細胞で産生されるホルモンです．直接的あるいは間接的に身体のすべての臓器に影響を与えます．

　低血糖・インスリンショック：インスリンの量が多すぎる（高インスリン血症）と，血糖値が下がり低血糖状態となることです．

　高血糖反応，糖尿病性昏睡（ケトアシドーシス）：血糖値の上昇を伴う（高血糖症）
過小なインスリン（低インスリン血症）

　糖尿病患者の口腔内所見：口腔乾燥症，歯肉炎の増大，う蝕リスク増加，歯槽骨の喪失，歯周炎などが特徴です．

　臨床処置：湿潤剤や口唇の保湿を患者に行います．組織への外傷を避け適切な器具の操作を行い，う蝕予防のためフッ化物を塗布します．ホームケアーでもフッ化物が含まれている歯磨剤を使用しましょう．デンタルバイオフィルムを抑制するために，やわらかめの歯ブラシを使用し，ブラッシングします．補助用具も患者が正しく使用できるように指導しましょう．

9 アドバンスケース

1. 補綴物

　補綴物が入っている歯には，歯と補綴物との境があり，天然歯のみの場合よりプラーク除去をていねいに行わなければなりません．

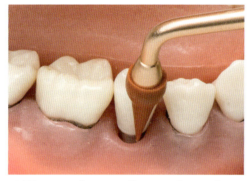

■ 図1　ラバーチップでマージンのプラークを除去
角度を強くつけないようにする

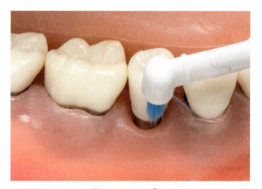

■ 図2　細いブラシでのプラーク除去

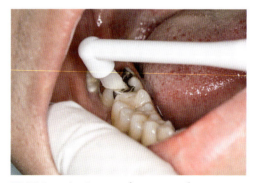

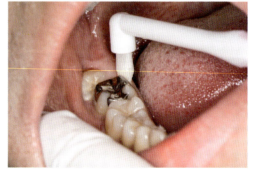

■ 図3　インレーのブラッシング
インレーの周囲のプラークをタフトブラシでていねいに除去する．インレーの舌側，遠心も忘れずにブラッシングする

2. 最後臼歯部

　咬合面，頬，舌，近，遠心から，プラークを除去する必要があります．近，遠心側のプラークは，歯ブラシの角度を気をつけないと除去が難しいので注意が必要です．ネックがストレートなタイプの歯ブラシで届きにくいときは，ネックが長く角度がある歯ブラシを試してみましょう．

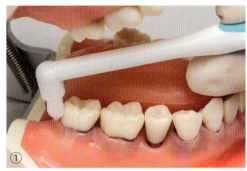

■ 図4　最後臼歯部の清掃
プラークが強く付着していることが多いので，少し角度をつけて歯ブラシをあてる（ブラシが届きにくい場合は図5の歯ブラシを使用する）

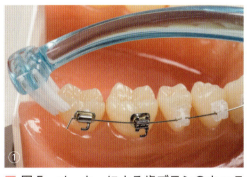
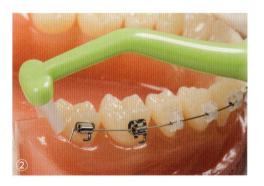

■ 図5　メーカーによる歯ブラシのネックの角度の違い
①ネックに角度がついているので，最後臼歯部遠心面にあたりやすい（DENTAID／販売：茂久田商会）
②ネックに角度がついているので，最後臼歯部遠心面にあたりやすい（TePe／販売：クロスフィールド）

3. 根分岐部

　根分岐部の形態に合わせ，タフトブラシをあてることを指導します．その際，根分岐部の大きさに合わせて，歯間ブラシを選択．歯間ブラシ，ワイヤーで根面を傷つけないように注意するよう伝えます．

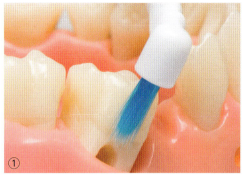
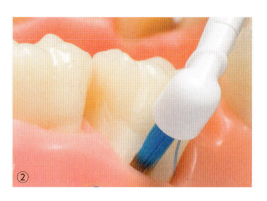

■ 図6　根分岐部の清掃
①根分岐部の少し上付近も注意して清掃
②細いブラシで根分岐部を清掃

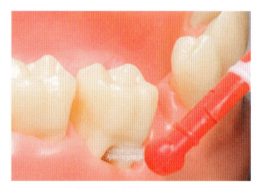

■ 図7　根分岐部の清掃
大きいサイズのタフトブラシでは，根分岐部には入らない

■ 図8　根分岐部の清掃
小さいサイズの歯間ブラシを使用

4. 不完全な萌出歯

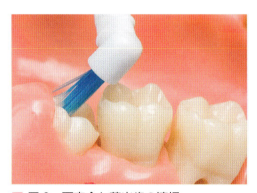
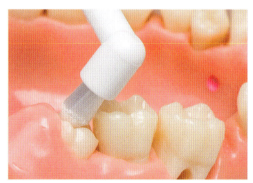

■ 図9　不完全な萌出歯の清掃
咬合面歯肉辺縁も行う

■ 図10　不完全な萌出歯の清掃
不完全な萌出歯ではプラークがたまりやすいので清掃はしっかり行う

5. 叢生

叢生の部分はう蝕や歯周病のリスクが高くなる部位なのでしっかりプラークを除去するような工夫が必要です．

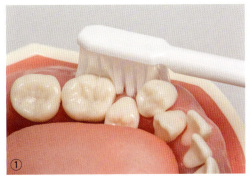 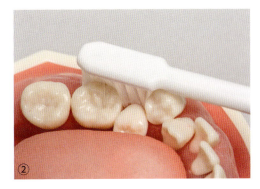

■ 図11　叢生部位の清掃
①「5̲ 頰側に歯ブラシの刷毛部があたっていない
②叢生の部位（「5̲）に歯ブラシの刷毛部があたることを確認

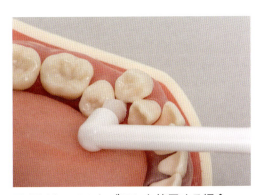

■ 図12　タフトブラシを使用する場合
タフトの刷毛部の角度を少し付けて叢生部（「4̲ 舌側）にあてる

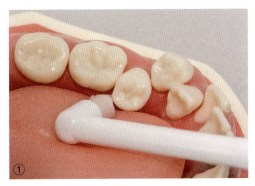 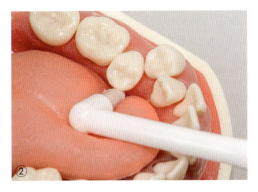

■ 図13　「5̲ の舌側
①隅角の清掃もしっかり行う
②舌側に傾いているので，「4̲ 番舌側よりブラシに角度をつける

6. 矯正装置

マルチブラケットは複雑な形をしていることを患者に理解させ，プラークがその周囲に付着しやすいので時間をかけてていねいにプラーク除去を行う必要があることを指導します．

矯正装置の変形の原因になるような力の入れ方をしないように，力の入れ方も併せてを指導します．

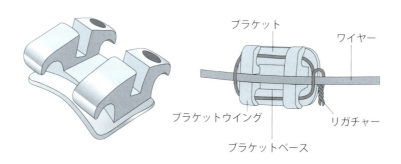

■ 図14　ブラケットの清掃
ブラケットのスロットなどにもプラークが付着するのでしっかり清掃するように患者に伝える

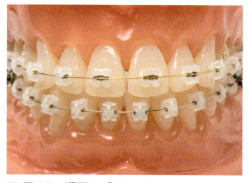

■ 図15　矯正のブラケット
ブラケットは凹凸がありプラークを取り除くのは難しい

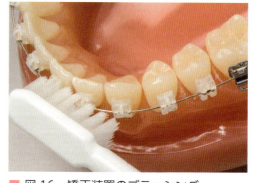

■ 図16　矯正装置のブラッシング
ブラケットの上に歯ブラシをあてて，毛先がブラケットにあたっていることを確認する．歯ブラシがブラケットにあたらない場合は矯正用の歯ブラシ，タフトブラシを使用

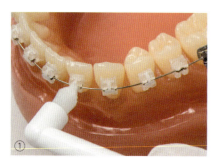
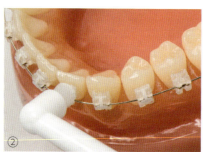
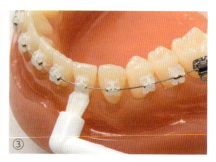

■ 図17
①②③ブラケットの上にタフトブラシをあて，ワイヤーに負担をかけないように上下左右に動かす
タフトブラシの先端は山切り型のほうがプラークを除去しやすい

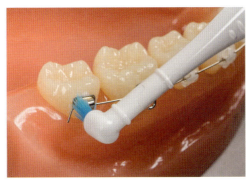

■ 図18 臼歯部
細いペリオブラシ（GC）を使用しプラーク除去する

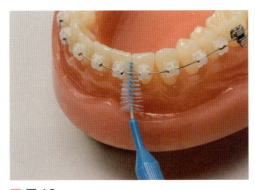

■ 図19
ワイヤー部分に1カ所ずつ歯間ブラシをあて，ワイヤーに負担をかけないよう上下に動かす

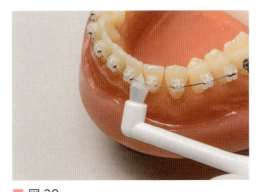

■ 図20
ワイヤー部分に1カ所ずつタフトブラシをあて，ワイヤーに負担をかけないよう動かす

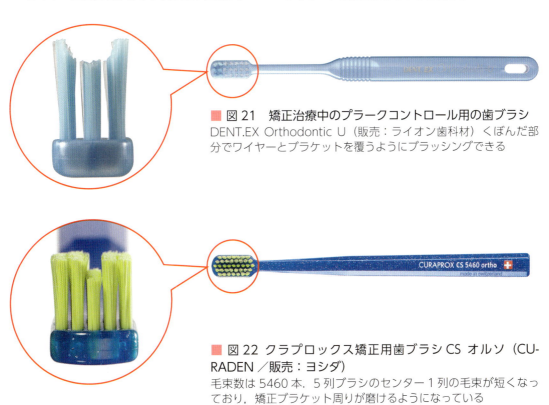

■ 図21 矯正治療中のプラークコントロール用の歯ブラシ
DENT.EX Orthodontic U（販売：ライオン歯科材）くぼんだ部分でワイヤーとブラケットを覆うようにブラッシングできる

■ 図22 クラプロックス矯正用歯ブラシ CS オルソ（CU-RADEN／販売：ヨシダ）
毛束数は5460本．5列ブラシのセンター1列の毛束が短くなっており，矯正ブラケット周りが磨けるようになっている

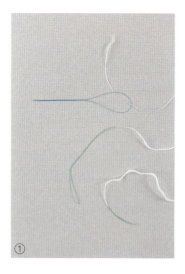 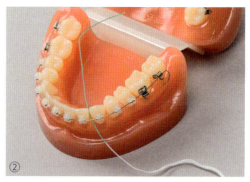

■ 図23 スレッダー
①フロス
②フロスを通して隣接面のプラーク除去を1歯ずつ行う

10 臨床例

　プラークが付着して炎症が起きる，ポケットができ，歯肉から出血するなど，歯肉の状態が悪い特徴を患者に示します．

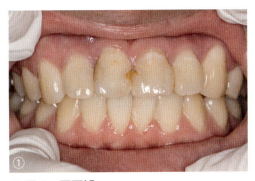

■ 図1　正面観
①プラークがあり，歯肉が炎症を起こしている
②炎症部（下顎前歯部）のアップ

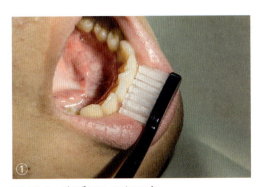

■ 図2　歯ブラシのあて方
①歯ブラシの刷毛部が隣接部にあたっていない
②刷毛部がしっかり隣接部にあたっている

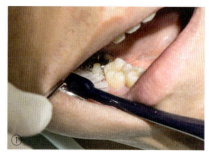 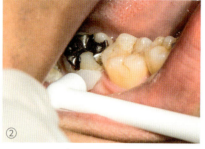 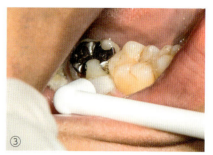

■ 図3 臼歯部にうまく歯ブラシがあたらなければタフトブラシを使用する
①歯ブラシがあたりにくい．②タフトブラシを使用．③角度を少し強くしてあてる

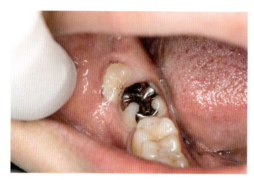

■ 図4 半埋伏歯（8｜）

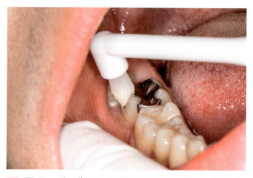

■ 図5 歯ブラシで届かない部分はタフトブラシを使用

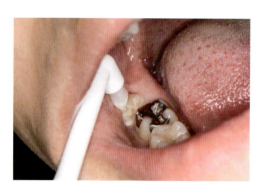

■ 図6 タフトブラシの角度を変えてブラッシング

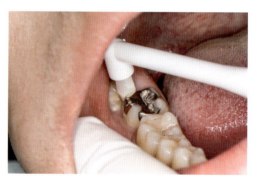

■ 図7 8｜の咬合面と近心面もしっかり清掃

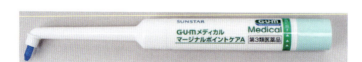

■ 図8 セルフケア用歯周病薬
GUM メディカルマージナルポイントケア A（サンスター）[21]
届きにくい患部に薬剤を簡便に塗布できる塗布用ブラシ一体型容器入り歯周病薬

❋ COLUMN ❋ 染め出し液を使用したブラッシング指導

①歯面に染め出し液を塗布
↓
②歯面を患者に見せる
↓
③染め出した部分のプラークを患者に示します．
プラークには歯周病原菌，う蝕病原菌がたくさん存在します．除去することが重要であることを患者に理解させます．

染色液を歯に塗布する際には，ロールワッテを頰粘膜に入れて唾液を吸い，舌側から染色液を含ませた綿球を塗布します．綿球にしっかり染色液をつけると隣接に流れ込んでいきます．

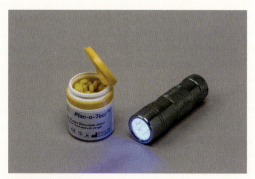

■ 歯垢染色剤
プラークテクト　ペレット　イエロー（クロスフィールド）
青色のLEDをあてた際にだけプラークが黄色に発色反応する

11 歯科医院でのプラークコントロール

1. TBI のコツ

　①プラークの取り残しが多い患者には，プラークが一番多く付着している部分から歯ブラシをあててブラッシングをスタートします．鏡をみてしっかりブラシをあててもらうブラッシングを指導します．ながら磨きは禁止であることを伝えます．患者の磨きやすい部分は最後に歯ブラシをあてて磨いてもらうように指導します．楔状欠損がある患者も舌側からブラッシングを行います．

　②口蓋側のプラークの取り残しが多い場合，患者は歯ブラシを歯にあてる位置が把握ができていません．歯ブラシの刷毛部が歯面にあたる感触を患者に指導し，具体的に歯ブラシのハンドルの位置を患者にわかるように示します．たとえば，歯ブラシのハンドルの部分がまっすぐ正面にきているか，歯ブラシのハンドルが横にきていないか，を指導します．

　③プラークコントロール指導をしても効果が上がらない患者の場合は，初診の際なぜ歯科医院に来院したかを患者に問います．痛みで来院したのか，う蝕で来院したのかを聞き，プラークはう蝕，歯周病の原因となるのでブラッシングをしないと初診の来院時と同じ違和感を覚えてしまうことを患者に説明します．

　他の説明方法の例は，食事後，テレビを見て，そのまま寝てしまう患者には，生活習慣を変えなければならないと伝えます．歯を磨かないでそのまま寝ると，プラークが口の中に残り，歯周病，う蝕になる確率が高くなります．歯周病，う蝕になると，食事がうまく噛めず胃腸に負担がかかるようになり体調不良となるといった連鎖を患者に説明します．

　中高年には全身疾患と歯周病の関わりについて説明します．

　④歯ブラシ＋補助用具を使用します．1日1回だけ歯ブラシ＋フロス・歯間ブラシを使用することから始め1日2回の補助用具使用は患者には負担になることもあるので，1日1回は補助用具を使用．1日1回は患者の余裕のある時間にしっかりとプラーク除去を行うことからはじめ，患者に余裕があれば，回数を増やします．

④退縮が進んだ歯肉のプラークコントロールにおいては，刷毛部の幅が狭い歯ブラシを選択しましょう．歯肉の損傷を防止し，効率よくプラークを除去できます．

⑤補綴物の上部構造の豊隆が強い場合，ネックに角度がついた歯ブラシを使用したほうほうがよりプラーク除去が行いやすくなります．

⑥知覚過敏の患者には，知覚過敏のその部位に，歯磨剤をつけその部分から歯ブラシをスタートします．

⑦転位・叢生となっている歯牙のブラッシングは，歯ブラシを縦に使用してブラッシングすることも試みます．

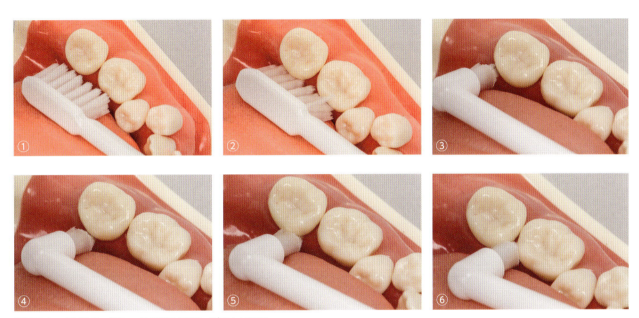

■ 図1　舌側のプラークの取り残しが多い患者
①刷毛部が歯の舌側面にあたっていない
②歯ブラシの角度を変える
③〜⑥歯ブラシによる清掃が難しい場合は，タフトブラシを使用する

患者さんの
歯ブラシの歯へのあて方を
よくみましょう

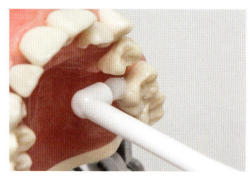

■ 図2　上顎口蓋側のプラークの取り残しが多い場合
患者に歯ブラシの刷毛部が歯面にあたる感触を示し，具体的に歯ブラシのハンドルの位置をわかるように指導する

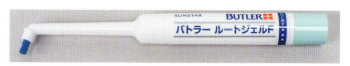

■ 図3　う蝕・知覚過敏予防歯磨剤
バトラールートジェルF（サンスター）
根面の露出に伴って起こりやすいう蝕や知覚過敏を予防するセルフケア用液状歯磨剤

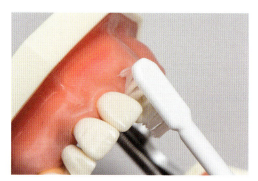

■ 図4　転移・叢生部分のブラッシング

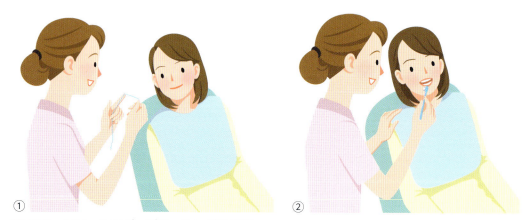

■ 図5　フロッシング，ブラッシングの指導
①患者にフロスの持ち方を指導する，②歯科衛生士が患者の歯に歯ブラシをあて，そのあたっている感覚を患者に覚えてもらう

COLUMN　TBIポイント

（1）指導のながれ1
下記に指導の流れを示します．ただし，すべて行うのではなく，これはあくまでも例ですので，診療所で行うことができるものをとり入れてください．

口腔内の状態を把握させる

例
a 染め出し
b 位相差顕微鏡による口腔内微生物の観察
c プラークの臭いを嗅いでもらう
d プロービング値を示す
e 排膿，出血をみせる
f 唾液緩衝能テストを行う
g カリエスリスクテストを行う
h 歯周病の進行過程を顎模型，ビデオ，写真（患者自身のスタディ模型，口腔内写真，X線）で示す

う蝕と歯周病について説明

・チャートを使用
・パンフレットを渡す
・プラーク指数を測定し伝える
・全身疾患との関連を伝える
・ビデオなどの媒体を使う

歯ブラシ選択

・手用歯ブラシ，電動・音波歯ブラシなどの選択をし，使用方法を説明

補助用具選択

・歯間ブラシ，フロス，ラバーチップ，タフト，ピック，洗口剤，そのほかから患者の状態に合うものを選択

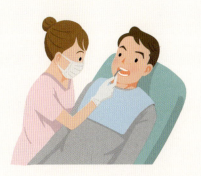

(2) 指導のながれ2

磨けない理由を確かめる

・用具の選択に問題がないか
・テクニックに問題がないか
・小帯，骨瘤，頬粘膜がかたい，舌が大きいなど器質的な問題がないか
・嘔吐反射などがあってブラッシングができないのか
・その他

患者の口腔内状況をチェック

・くさび状欠損などがある場合は患者の歯磨圧をチェック

患者のブラッシング方法をチェック

・ブラッシング時の力加減（力を入れすぎている場合は，歯ブラシを5本の指でもつのをやめさせ，ペンをもつように歯ブラシをもつ
・歯面へのあて方
・ブラッシングする時間（急いでブラッシングをしている場合はいくつかの歯をとばして磨いていることがある）
・利き手（利き手側の上下顎側切歯と犬歯の磨き残しが多い）

選択した歯ブラシや補助用具が患者にあっているかチェック

磨けていない部位を再度患者に認識させる

リコール時に再チェック

2. 口臭に対するアプローチ[1]

　口臭についてはどの年代も関心があることで，患者の年代にかかわらず説明します．モチベーションが上がらない患者に説明すると効果が期待できます．
　口臭には生理的口臭（起床時など），外来性口臭（にんにくを食べたときなど），病的口臭（歯周病や全身疾患に起因），心因性疾患によるもの（自臭症）などがありますが，歯科でおもに問題になるのは病的口臭です．
　口臭の原因となる物質で代表的なものは揮発性硫化物（VSC）で，このVSC発生の原因の多くは，口腔内に存在する歯周病関連菌です．歯科衛生士の立場からは，患者の歯周病や歯周病につながる口腔衛生状態の不良，ドライマウス，舌苔などをチェックし，口腔内状況の悪化を防ぐために適切な指導を行いましょう．これらのチェックを行う方法としては次の検査があります．

　・口腔内検査（歯周評価，う蝕検査，舌苔の有無，プラーク量，歯石の有無，食片圧入など）
　・口臭検査（口臭検知器による検査）
　・唾液分泌量の測定
　・水分検査（口腔水分計による検査）

　唾液は，口腔内の自浄作用，湿潤作用，抗菌作用などをもっており，分泌量が少ないと口臭の原因になります．また口腔乾燥は唾液タンパクの分解を招くため，口臭の発生原因となります．口臭がある患者への指導は，本人の自覚の有無により，指導の受け入れられ方が違います．自覚している場合は，患者が原因除去に協力的なので，原因を明示することによってだいぶ改善が見込めますが，自覚がない場合は，まずいかに本人に認識してもらうかが問題となります．

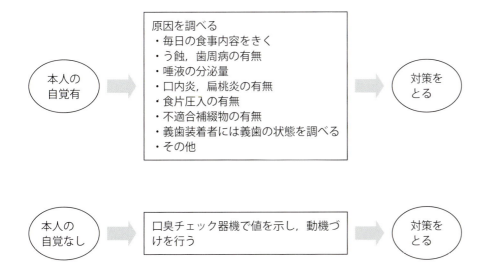

　患者には，口臭は起こるべくして起こるものだと理解させます．
　たとえば，口臭が起こるような飲食物（アルコール，セロリ，ニラ，ニンニク，納豆，味噌など）を摂取すると口臭は発生します．また，う蝕や歯周病を放置すると口臭発生につながります．早期に治療をすることが重要です．歯周病の場合にはスケーリングを行ったのち，プラークコントロールを継続して行います．歯ブラシの状態はチェックして交換時期を伝えます．口臭予防剤の使用を試みるのもよいでしょう[1]．

COLUMN　女性の体の変化と口腔内の変化

　ライフステージの各段階において歯科的な問題はさまざまあげられますが，特に女性は生活習慣などの外的要因以外に，女性であることで経験する身体の変化によって口腔内に問題が起きやすい存在です．また，女性がかかりやすい疾患などによって口腔内に著明な変化が起こりやすいという特徴をもっています．
　女性の患者に口腔衛生指導を行うときには，どの状態にいるのかに留意することが必要です．

思春期

　思春期がはじまると性腺刺激ホルモンの分泌が活発になり，この刺激によりエストロゲンやプロゲステロンの分泌が促されます．歯肉は少しの刺激にも過敏になり食片，プラーク，マテリアアルバ，歯石が歯肉に付着すると炎症反応が増し，著しい歯肉腫脹が起こることがあるので，歯肉に炎症が現れている場合は通常よりリコールの期間を短くし，口腔衛生指導とスケーリングをしばしば行う必要があります．重度の歯肉炎症の場合，抗菌薬含有の洗口剤の使用，抗菌薬の局所投与など歯科医師の指示に従う必要があります．

月経時 [37), 38)]

　女性の場合月経時に歯肉炎を起こすことがありますが，多くの女性は歯肉の変化に気づかずにいます．歯肉炎は月経の前に起こり，月経後には一般には治まります．症状としては歯肉の出血，腫脹，歯肉溝滲出液の増加などがみられます．口腔衛生指導をすることが必要です．周期的にやってくるパターンとしてプロゲステロン量がもっとも高い時期になると口唇ヘルペス，口内炎，カンジダ菌感染が繰り返しみられる女性もいます．
　月経過多症の既往歴のある患者の場合は外科的処置は月経後に行うほうがよいので，歯科衛生士としては気を配っておくとよいでしょう．

妊娠期 [3)]

　妊娠期の歯肉炎はごく一般的にみられる症状で，妊婦の約30〜70％（文献によっては30〜100％）に歯肉炎が報告されています．症状としては，歯肉辺縁部の紅斑，軽度の炎症，歯肉出血，歯肉の増殖性変化などがあり，特に前歯部が罹患しやすく歯間部が影響を受けます．原因は，免疫適応の変化が歯周組織に過剰な応答反応をもたらすことであったり，内分泌のバランスが崩れることなどによります．また，44％に持続性の乾燥症がみられるという報告があり，つわりで酸蝕症が起こることもあります．妊娠期にみられる妊娠性エプーリスなどもあります．出産後に症状は自然に軽減します．
　この時期の口腔衛生指導は口腔清掃の指導を強化し，スケーリングも必要に応じ行い，高濃度のアルコールを含む抗菌性洗口剤の使用を避けるようにします．
　なお，経口避妊薬を使用している女性も，エストロゲンとプロゲステロンを外部からとり入れることになるので，歯肉に出血，腫脹が起き，妊娠した女性と同じような歯肉の炎症が起こります．抗菌薬使用中はステロイド系経口避妊薬の薬効が減弱する可能性があることを患者，術者ともに理解しておきましょう．

更年期 [3)]

　更年期にはいわゆる更年期障害とよばれるさまざまな症状があらわれますが，口腔内にもその変化が現れ，灼熱感がみられたり，舌痛，味覚異常が生じたりします．唾液の分泌量も著しく減少し，口腔乾燥症を起こす女性も多く，まれに更年期性の歯肉口内炎が発生する場合もあります．慢性症状として顎関節の疼痛を訴える女性もいます．
　唾液分泌量が少ないと口内炎や口臭，義歯の維持困難などの原因になります．唾液分泌機能の評価をしておくと，のちの保健指導，フッ化物塗布などの処置の際に役立つ情報になります．下記のような方法であれば施術中に簡便に行うことができます．

①患者さんに少し口を開けてもらう．
②上顎左右第一，第二大臼歯（7 6|6 7）付近の頬粘膜にある耳下腺（乳頭）の唾液線開口部に乾燥したガーゼをあて，人差し指で左右一方ずつおさえる．
③耳下腺が正しく機能していれば，一点から唾液が出てくる．
④舌下腺（口腔底のすぐ下にあり，顎下腺の開口部の近くにある）も同じように行う．
⑤唾液が出てこなかったら，口腔湿潤剤やノンシュガーの飴などをすすめる．

　口腔乾燥症と関連が強いのがシェーグレン症候群です．乾燥性角結膜炎と口腔乾燥症を主病変とする慢性炎症性疾患で，二次的にう蝕が多発することがあります．最近では自己免疫的な機序の関与が強く疑われています．

　更年期におけるエストロゲンの分泌低下は骨粗鬆症にも関与し，歯科的には歯槽骨の密度が低くなることが影響としてあげられます．

　この時期の口腔衛生指導は口腔乾燥症の患者には歯科衛生士によるフッ化物塗布を行い，スケーリングの際歯肉への損傷を起こさないよう気をつけ，アルコールが配合されていない洗口剤，薄い歯肉の場合，やわらかい歯ブラシを選択し，強く歯を磨かないよう指導するなどの注意が必要です．

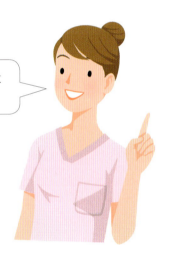

女性にはライフステージに応じた口腔衛生指導をしましょう

12 インストゥルメント操作のポイント [39]

歯ブラシでは除去できないプラークは，インストゥルメントを使って除去します．
　インストゥルメンテーションには必ず守るべき基本事項があります．この事項が習得できていないと適切なインストゥルメンテーションの応用はできません．これらを正しくできているかどうか確認しましょう．

1. キュレットの把持

1. 正しい把持法

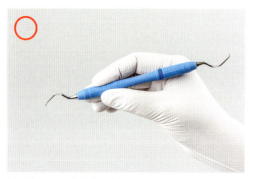

■ 図1　正しい把持法

2. 誤っている把持法

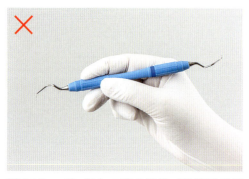

■ 図2　ペンをもつ際の把持（執筆状把持法）になっている

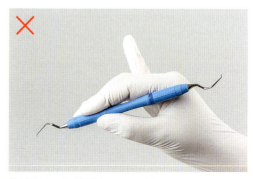

■ 図3　小指が立っている

2. 口腔内固定

1. 正しい把持法

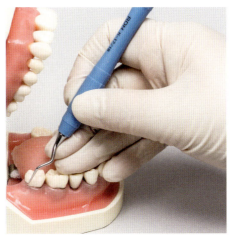

図4 執筆状改良法で把持

2. 誤っている把持法

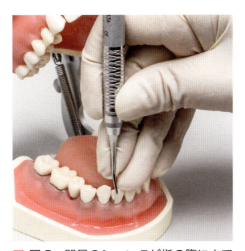

図5 器具のシャンクが指の腹にきているため，器具の回し込みがしにくい

3. 口腔外固定

1. 正しい固定法

口腔外固定であっても器具を把持する手は指と指の間を開けてはいけません．

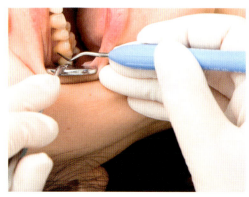

■ 図6　指と指の間を開けないで把持するのが原則

2. 誤っている固定法

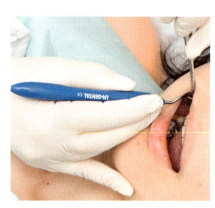

■ 図7　薬指と小指の間が離れている

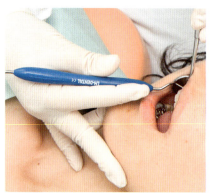

■ 図8　すべての指と指の間が離れている

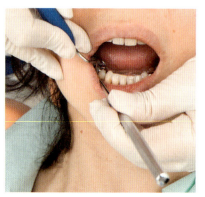

■ 図9　粘膜に固定をおいている

4. 器具の操作法

1. 人指し指を使用しての補強

左の人指し指を利用し，右手のストロークと同時に人指し指を引き上げます．

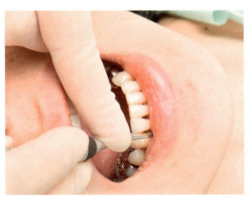

図10　オーバーインストゥルメンテーションになるため，硬い歯石以外でこの方法を使用してはならない

2. 器具の動かし方

例：7̄|頬側

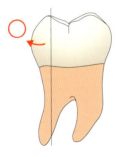

図11　正しくは遠心隅角より遠心面へ動かす

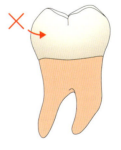

図12　遠心面より遠心隅角へ動かすのは誤り．垂直ストロークの基本から大きく外れ，ポケットの幅を広げてしまう（水平ストロークで行うのは良い）

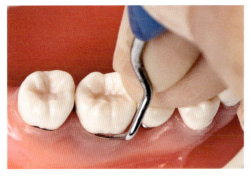

■ 図13 歯面への正しいあて方
刃部の1/3の側面を使用

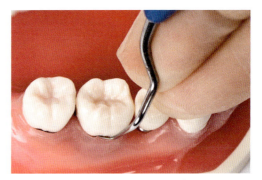

■ 図14 歯面への正しいあて方
側方圧をかけると器具の内面が見えなくなる

5. 器具の種類

　シックル，ユニバーサルキュレット，グレーシーキュレット（オリジナル）とよばれる器具は，深いポケットに対応するようには作られていません．

　11/12，13/14は立位での施術用に作られたものです．座位で処置を行うなら，座位用に作られた15/16，17/18を使うほうが当然ながら到達性がよくなります（日本のヒューフレディ社はF11/12，F13/14で表しています）．

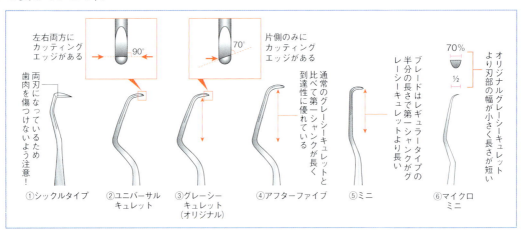

■ 図15　器具の種類[39]

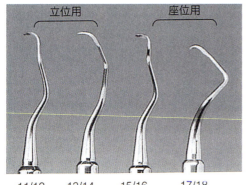

■ 図16　臼歯部用キュレット

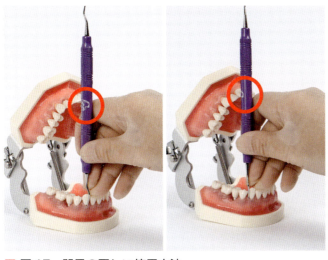

■ 図17　器具の正しい使用方法
①第1シャンクを歯軸と平行にしハンドル全体を回す．このとき術者からハンドルのマークがみえる．②第1シャンクを平行に保ったまま歯牙の形態に合わせてスケーリングを行っていくと，少ししかマークがみえなくなる

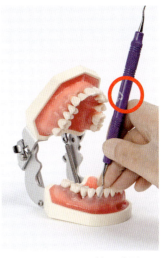

■ 図18　誤った使用方法
ハンドルのマークがまだ大きくみえ正しく回し込みがされていない．第1シャンクが歯軸と平行ではない

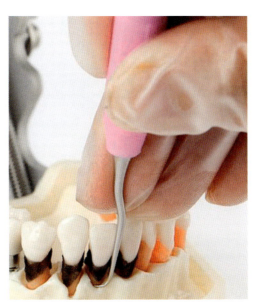

■ 図19　RDHグレイシーキュレット®（日本歯科工業社）
0番で歯石除去

6. シックルの操作

1. 前歯部における操作

(1) 歯面への適合

ポジション12時の場合の正しい例

下顎前歯部の場合，ポジションは約8時と約12時に分けて，近遠心のスケーリングを行います．たとえば，3│唇側遠心は8時のポジションで行いますが，この部位を12時の位置から行うと，前腕運動が逆向きになり，スケーリングができません．

[例]

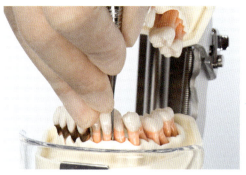 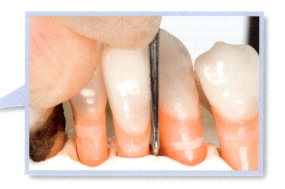

■ 図20　ポジション12時で行った場合のよい例
2│唇側遠心，12時のポジションによるスケーリングの例

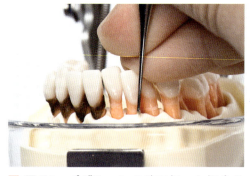 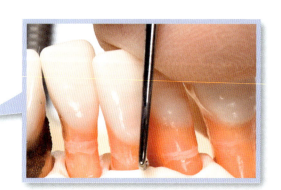

■ 図21　ポジション8時で行った場合の誤った例
2│唇側遠心を8時のポジションでスケーリングしようとすると，前腕の回転が逆向きになってしまう

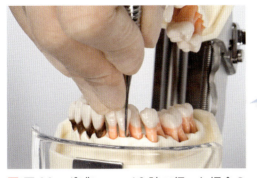
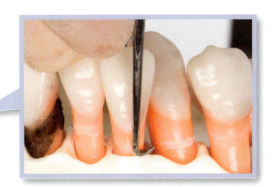

■ 図22 ポジション12時で行った場合の誤った例
ポジションは12時だが,スケーラーの刃先が飛び出ている

(2) 動かし方

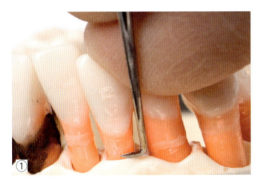
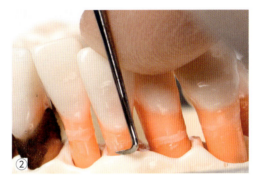
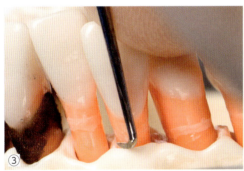
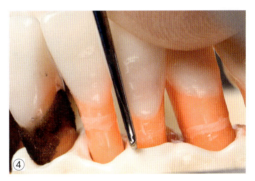
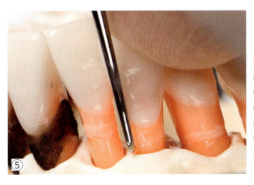

■ 図23 下顎唇側近心へのスケーリング
①正中より少し遠心面寄りにシックルを置く
②唇側は前腕運動を行う
③唇側のストローク
④近心面をストローク
⑤コンタクトポイントまでストロークを進める.器具の第1シャンクが歯軸と平行になっていること

2. 臼歯部における操作

　シックルは歯肉縁上歯石に使用するといわれてきましたが，最近は刃部が小さいものが販売されているので，浅い歯肉縁下のメインテナンス程度であれば，シックルでスケーリングできるとされています．ただし，テクニックがないと歯肉を傷つけるので，熟練した技術をもっている歯科衛生士が行いましょう．

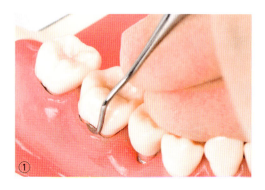
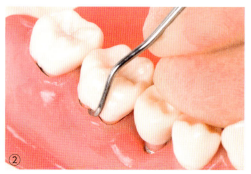
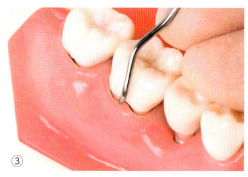

■ 図24　挿入方法
①遠心隅角より少し手前にあてる
②シックルの側面を歯面に傾ける
③先端を下に傾けて，遠心隅角より少し手前に挿入

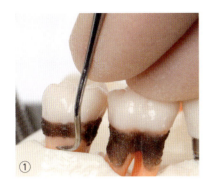
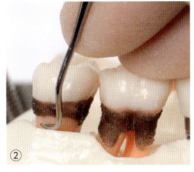
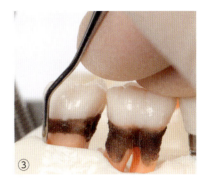
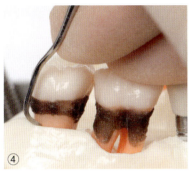
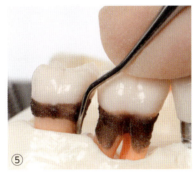

■ 図25 動かし方
①遠心隅角に器具を置く
②先端寄りの側面を使用し，隅角から引き上げストロークで行う
③遠心面まで進める
④隅角より近心面へ．歯肉縁下の場合は1回器具を歯肉縁上に出して，器具の方向を近心面に向ける
⑤近心面のコンタクトポイントまで

❈ COLUMN ❈ 先端で除去しないように注意しましょう

　動かし方は他の器具と同じですが，シックルは先端がとがっているので，先端でスケーリングしないよう気をつけます．両側面に刃がついているので，ストローク時に注意を払って行うことが重要です．

7. 超音波スケーラー

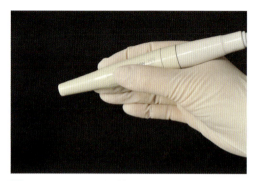

■ 図26 正しい把持
執筆状変法で軽く把持する

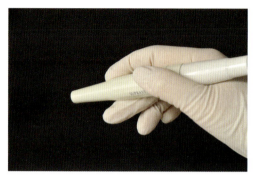

■ 図27 誤った把持
執筆状になっている

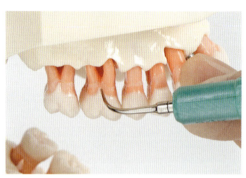

■ 図28 歯面への正しいあて方

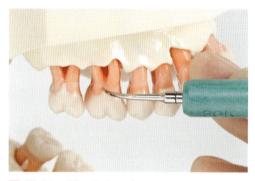

■ 図29 誤ったあて方
シャンクが歯軸に平行になっていない

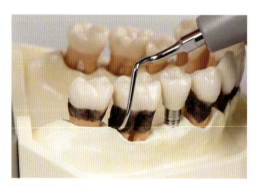

■ 図30 正しいあて方
第1シャンクが歯軸と平行

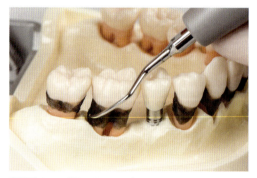

■ 図31 誤ったあて方
シャンクが歯軸と平行ではない

8. ラバーカップ

ポリッシングは次のポイントに注意して行います．
・研磨性の低い研磨材を使用します
・回転速度が早ければ研磨性も高くなるので注意します
・正しく把持し，軽い圧で断続的に行います
・乾燥した研磨材は，歯髄への温度的損傷を引き起こす可能性があるので避けます

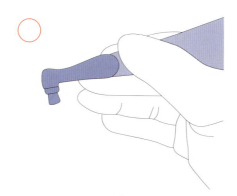

■ 図32　ハンドピースの正しい把持法

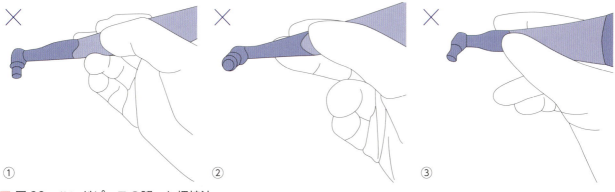

■ 図33　ハンドピースの誤った把持法

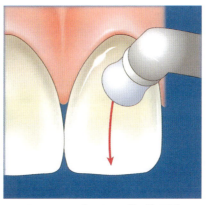

■ 図34　ラバーカップの使用法

文　献

1) 加藤久子：Complete Works　トータルスケーリングテクニック．医歯薬出版，東京，2006．
2) 全国歯科衛生士教育協議会監修：最新歯科衛生士教本 歯科予防処置論・歯科保健指導論．医歯薬出版，東京，2011．
3) 中原泉編集代表：新常用歯科辞典　第3版．医歯薬出版，東京，1999，441，805．
4) 日本口腔外科学会編：口腔顎顔面外科学会専門用語集．医歯薬出版，東京，2011．
5) Esther M. Wilkins：Clinical Practice of the Dental Hygienist, 11th Edition. LWW, 2013, 400, 735, 852.
6) 全国歯科衛生士教育協議会監修：最新歯科衛生士教本 歯周疾患 歯周治療．医歯薬出版，東京，2006．
7) 消費者庁：家庭用品品質表示法（http://www.caa.go.jp/hinpyo/）
8) ライオン歯科衛生研究所：歯ブラシ植毛部の開き具合と歯垢除去率．日本小児歯科学会，1985．
9) 松田裕子監修：歯ブラシ事典．学建書院，東京，2012，32．
10) ニッシン（http://www.nissin-dental.jp/products/pdfcatalog/）
11) ライオン歯科材　Dent Family　2014（http://www.lion-dent.com/dental/catalog/）
12) サンスター　SUNSTAR　ORAL　BOOK　ガム歯間ブラシL字型
13) サンスター　SUNSTAR　ORAL　BOOK　バトラーシングルタフト
14) ヨシダ　CURAPROX
15) Stean H, Forward GC.：Measurement of plaque growth following toothbrushing. See comment in PubMed Commons below Community Dent Oral Epidemiol. 1980 Dec；8（8）：420-3.
16) Jenkins S[1], Addy M, Newcombe R.：The effects of 0.5% chlorhexidine and 0.2% triclosan containing toothpastes on salivary bacterial counts. J Clin Periodontol. 1990 Feb；17（2）：85-9.
17) Warren DP[1], Goldschmidt MC, Thompson MB, Adler-Storthz K, Keene HJ.：The effects of toothpastes on the residual microbial contamination of toothbrushes. J Am Dent Assoc. 2001 Sep；132（9）：1241-5.
18) 全国歯科衛生士教育協議会編集：新歯科衛生士教本 歯科保健指導．医歯薬出版，東京，2011，144．
19) 中川種昭・高柳篤史・薄井由枝　編著：デンタルハイジーン別冊／根拠を知ったらうまくいく！セルフケアの処方箋．医歯薬出版，2009．
20) 三上直一郎・波多野映子・島田昌子　編：デンタルハイジーン別冊／歯肉縁上のプラークコントロール－セルフケアをサポートする．医歯薬出版，東京，2004．
21) サンスター　う蝕・歯周病対応商品カタログ
22) 加藤久子：歯科衛生士のためのインプラントメインテナンス．医歯薬出版，東京，2010，74．
23) Esther M. Wilkins：Clinical Practice of the Dental Hygienist, 9th Edition. LWW, 2004, 400, 451, 453, 460, 913.
24) 予防歯科臨床教育協議会編：実践予防歯科．医歯薬出版，東京，1999．
25) 中原泉編集代表：新常用歯科辞典　第3版．医歯薬出版，東京，1999．
26) 日本老年歯科医学会編：老年歯科医学用語辞典．医歯薬出版，東京，2008．
27) Quirynen M and Listgarten MA.：The distribution of bacteria morphotypes around natural teeth and titanium implants ad modum branemark. Clin Oral Imol Res, 1：8-12, 1990.
28) 千田彰・寺下正道・寺中敏夫・宮崎真至　編：保存修復学　第6版．医歯薬出版，東京，2013．
29) 全国歯科衛生士教育協議会監修：最新歯科衛生士教本　咀嚼障害・咬合異常1　歯科補綴．医歯薬出版，東京，2013，55-57．
30) 全国歯科衛生士教育協議会編集：新歯科衛生士教本 歯科補綴学．医歯薬出版，東京，1993，86，87．
31) 村田比呂司，二川浩樹：義歯のケアに強くなる-義歯ケア用品Q＆A．デンタルハイジーン，30（6）：591，2010．
32) 厚生省老人保健福祉局老人保健課監修：寝たきり者の口腔衛生指導マニュアル．新企画出版社，東京，1993．
33) 新井俊二，小椋秀亮監修：はじめて学ぶ歯科口腔介護 第2版．医師薬出版，東京，2011，138-139．
34) 全国歯科衛生士教育協議会監修：最新歯科衛生士教本 人体の構造と機能2栄養と代謝．医歯薬出版，東京，2015，201．
35) 金久弥生：高齢の患者さんが来院されたら…!?Chapter2 事例を通して考える高齢者の口腔内・全身の変化への対応Q6．診療室における介助のポイントとは？．デンタルハイジーン，30（11）：1116-1117，2010．
36) 全国歯科衛生士教育協議会監修：最新歯科衛生士教本 臨床検査．医歯薬出版，東京，2012．
37) 石井正敏：女性と歯周病．日歯医師会誌，55（10）：924-934，2003．
38) Newman, Michael G (EDT), Takei, Henry H (EDT)., Carranza, Fermin A：Carranzas clinical periodontology, 9/E. WB saunders, 2002.
39) 加藤久子：スキルアップ！スケーリングテクニック—ベーシックからアドバンスまで．医歯薬出版，東京，2011．
40) ジーシー（http://www.gcdental.co.jp/product/main.html）
41) Carranza, F.A., and Newman, M.G.：Clinial Periodontology, 8th ed., W.B. Saunders, 1996, 641.
42) Michele Leonard Darby, Margaret M. Walsh：Dental hygiene Theory and practice. W.B. Saunders, 1995, 519.
43) Woodall Irene：Comprehensive Dental Hygiene care 3rd Edition. The C.V. Mosby, 1989.

44) Trott, J.R. : The Cross subgingival calculus explorler. Dent Digest, 67 : 481-483, 1961.
45) Ester M. Wilkins : Clinical Practice of the Dental Hygienist 6th Edition. Lea and Febiger, 1999.
46) RINN : ntraoral-Redeography with RINN XCP/BAI instruments, 89, 1989.
47) Miller, P.D. Jr. : A Classifications of Marginal Tissue Recession. Int, J. Perio. Rest. Dent. 5 (2) : 9-13, 1985.
48) Larry Burnett, DDS : Blood and periodontal disease. Parkell inc. special report and newsletter library. (access date 2006/1/18 http : //www.parkell.com/master.html http : //www.parkell.com/whatsnew.html)
49) Everett FG, and Potter, GR : Morphology of submarginal calculus. J periodontal., 30 (27) , 1959.
50) Herbert Frommer : Radiology for dentalauxiliaries 5th Edition. MOSBY, 1987.
51) Tarek M., Khailil : Ergonomics in backpain-a guid to prevention and rehabilitation. John Willy & Sons, 1993.
52) Vern Putz-Anderson : Cumulative trauma disorders. Taylor & Francis Inc, 1992.
53) Richerd J. Sanders : Thoracic outletsyndrome-A Common Sequela of neck injures. McLaurine & Co., Philadelphia, 1991.
54) Jill Shiffer Nield-Gehrig, Ginger Ann Houseman : Fundamentals of Dental Hygiene instrumentation 2nd Edition. Lea and Febiger, 1988.
55) Chiu, B.M., Zee, K.Y. : Periodontal implications of furcation entrance dimentions in Chinese first permanent molars. J periodontal, 62 (5) : 308-311, 1991.
56) Tommy Oberg, Alek Karsznia, etc : Work load, Fatigue, and Pause Patterns in Clinical Dental Hygiene. Journal of Dental Hygiene, 69 (5) , Sep-Oct, 1995.
57) Daily Warm-up Exercises for your hands and fingers. Smart Practice.
58) Robert A. Anderson and Jean E. Anderson : Neck Shoulder and Arm stretchese. Free Catalog of Stnetching Inc, 1992.
59) Muller HP, Lange DE, and Muller, RF : Actonbacillus Actinomycemicomitans Contaninction of toothbrush from Pt, Habouring the organism. J Clin. Periodontal 16, 388, 7, 1989.
60) Hou, G.L., Chen, S.F. : The topolography of the furcation entrance in Chinese molars furcation entrance dimentions. J clinical periodontal, 21 (7) : 451-456, 1994.
61) Deborah Balley McFall, Donna J. Stach, Linda J. Gerwatowski : Carpal tunnel syndrome Treatment and Rehabilitation Therapy for the Dental Hygienist. Journal of Dental Hygiene, 67 (3) , March-April 1993.
62) John C. Conrad, Joy B. Osborn, Kathy J. Conrad, Thomas C. Jetzer : Paripheral Nerve Dysfunction in practicing Dental Hygiene. Journal of Dental Hygienists, October 1990.
63) John C. Conrad, Kathy J. Conrad, Joy S. Osborn : Median Nerve Disfunctions Evaluated during Dental hygiene Education and practice. Journal of Dental Hyginene, 65, 1991.
64) Lifshitz, Y. and T. Armstrong : A Design checklist for control and prediction of cumulative Trauma Disorders in Hand Intensive Manual Jobs., Proceeding of the 30th Annual meeting of Human Factor, 1986.
65) Linda J. Gerwatowski, Deborah Bailey Mcfall, Donna J. Stach : Carpal tunnel syndrome Risk factors and preventive strategies for the Dental hygienist., Jouranl of Dental Hygiene, 66 (2) , 1992.
66) Bauer ME. : Carpal tunnel syndrome. An occupational risk to the dental hygienist. Dent Hyg (Chic) , 59 (5) : 218-21, 1985.
67) Jill Shiffer Nield-Gehrig, Ginger Ann Houseman : Fundamental of Periodontal Instrumentarion 3rd edition. Williams and Wilkins a Wavery, 1996.
68) Moore J : The distribution of Bactorial Lip in Relation. J. C. Perio., 13 : 748-751, 1986.
69) Nakib N. M. etc. : Endotoxin penetration into Root cementum of periodontally Healthy and diseased Human Teeth. J. Periodontal., 53 : 368-378, 1982.
70) O'Leary Timothy Jones William : The effectiveness of in vivo Root planing in removing Bacterial Endotoxin from the roots of periodontally involved teeth. J periodontal., 49 : 337, 1978.
71) Rosenberg R.M., Ash M.M : The effort of root roughness on plaque accumulation and gingival inflamation. J periodontal., 45 : 146, 1974.
72) AAP information from the American Academy of Periodontology to help women avoid gum disease and protect their oral health.
73) Everett, FG., Jump, E.B, Holder, T.D. and Williams, G.C. : The intermedediate bifurcation ridge : a study of the morphology of the bifurcation of the lower first molar. J. Dent. Res, 37 (1) : 162-169, 1958.
74) Hou, GL, and Tsai, C.C : Cervical enamel projection and intermidiete bifurcational ridge correlated with molar furcation involvement J Periodontol, 68 (7) : 687-693, 1997.
75) Anna Matsuishi Pattison・Gordon L. Pattison : Periodontal Instrumentation, second edition. APPLETON & LANGE, 1992.
76) Newman, Michael G (EDT) , Takei, Henry H. (EDT)/Carranza, Fermin A. : Carranza's Clinical Periodontology, 9/E. W B Saunders, 2002.

索引 INDEX

あ
アタッチメントの種類　53
RDH グレイシーキュレット　97

い
インパクトゾーン　50
インプラントの清掃　52
インプラント用フロスの使用　54
インプラント用歯ブラシ　54
インレー　75

う
ウォーターピック　49
ウッドスティック　34

お
オーラルイリゲーション　49
オーラルイリゲーションの禁忌症　51
オーラルイリゲーションの使用方法　50
往診　66
音波歯ブラシ　14

か
仮性ポケット　3

き
キュレットの把持　92
義歯洗浄剤　62
義歯用ブラシ　62
臼歯部用キュレット　96
矯正装置　79

く
クラスプデンチャーの清掃　59
クレフト　3
クレンチング　5
グラインディング　5
グレーシーキュレット　96
くいしばり　5
くさび状欠損　4

け
毛先の加工形態　8

こ
口角炎　4
口腔外固定　94
口腔乾燥症の患者　44
口腔内固定　93
口臭　89
口内炎　4
咬耗　5
骨縁下ポケット　3
骨縁上ポケット　3
根分岐部　75
根面カリエス　5

さ
最後臼歯部　75
刷毛部　8
三大唾液腺　46
残存歯　59

し
シックル　96
シックルの操作　98

歯
歯間ブラシ　19
歯間ブラシの使用方法　23
歯間乳頭　2
歯垢染色剤　83
歯周炎　3
歯周組織の基礎知識　2
歯肉　2
歯肉の増殖　4
歯肉炎　3
歯肉退縮　4
歯磨剤　36
歯磨剤の成分と働き　36
湿潤剤　44
湿潤剤のタイプ　46
手用歯ブラシ　6
床下粘膜　59
真性ポケット　3

す
スクラッビング法　12
スティップリング　4
スポンジブラシ　25

せ
正常な歯肉　4
清拭　69
舌ブラシ　31
洗口の目的　42
洗口剤　41
洗口剤のタイプ　41
洗口剤の成分　42
洗口方法　43

そ
叢生　77
象牙質知覚過敏　4

た
タフトブラシ 16
唾液 46
唾液の役割 46

ち
知覚過敏の予防 38
超音波スケーラー 102
超音波歯ブラシ 15

て
TBI 85
デンチャーケアー 55
デンチャーの管理 61
デンチャーの構造 55
デンチャーの清掃方法 58
電動歯ブラシ 13
電動歯ブラシの種類 14

と
トップ 6
糖尿病 73

ね
ネック 6

の
ノンクラスプデンチャー 59

は
ハンドル 6
バス法 12

歯ブラシ 6
歯ブラシのあて方 81
歯ブラシの交換時期 9

ひ
ヒール 6

ふ
フェストゥーン 3
フォーンズ法 12
フッ化物配合歯磨剤 37
フロス 25
フロスの種類 32
フロッシングの指導 86
ブラキシズム 5
ブラケットの清掃 78
ブラッシングゾーン 50
ブラッシング方法 12
付着歯肉 2

へ
ヘッド 6

ほ
ホームケアー 60
ホワイトニング 39
ポケット 3
ポリッシング 103
保湿剤 48
補助的清掃器具 6
補綴物 74
訪問時のデンチャーケアー 65

ま
マージン 74
摩耗 5

む
無歯顎 69

や
夜間の装着 60

ゆ
ユニバーサルキュレット 96
ユニバーサルデザインフード 72
遊離歯肉 2

よ
要介護者への口腔ケアー 66

ら
ラバーカップ 103
ラバーチップ 35

り
リップジェル 48

ろ
ローリング法 13

わ
ワイヤーコーティング 21

【著者略歴】

加藤久子
(かとうひさこ)

1982 年	日本歯科学院専門学校卒業
同　年	開業医勤務
1995 年	Forsyth School for Dental Hygienists アドバンスデンタルハイジーン卒業（4 年間プログラム）ノースイースタン大学卒業
同　年	コミュニティヘルスセンター勤務（～1999 年まで）
同　年	歯科エージェンシー勤務
2001 年	デンタルサービス勤務（～2002 年）
現　在	フリーの歯科衛生士

加藤久子ウェブサイト：http://www.kato-hisako.jp/
モバイルサイト：http://kato-hisako.jp/m

かとうひさこのブラッシングガイド　　ISBN978-4-263-42214-4

2015 年 12 月 5 日　第 1 版第 1 刷発行
2017 年 9 月 25 日　第 1 版第 2 刷発行

著　者　加　藤　久　子
発行者　白　石　泰　夫
発行所　医歯薬出版株式会社

〒113-8612　東京都文京区本駒込 1-7-10
TEL.（03）5395-7638（編集）・7630（販売）
FAX.（03）5395-7639（編集）・7633（販売）
http://www.ishiyaku.co.jp/
郵便振替番号 00190-5-13816

乱丁，落丁の際はお取り替えいたします　　印刷・木元省美堂／製本・愛千製本所
© Ishiyaku Publishers, Inc., 2015. Printed in Japan

本書の複製権・翻訳権・翻案権・上映権・譲渡権・貸与権・公衆送信権（送信可能化権を含む）・口述権は，医歯薬出版㈱が保有します．
本書を無断で複製する行為（コピー，スキャン，デジタルデータ化など）は，「私的使用のための複製」などの著作権法上の限られた例外を除き禁じられています．また私的使用に該当する場合であっても，請負業者等の第三者に依頼し上記の行為を行うことは違法となります．

[JCOPY]＜(社)出版者著作権管理機構　委託出版物＞
本書をコピーやスキャン等により複製される場合は，そのつど事前に(社)出版者著作権管理機構（電話 03-3513-6969，FAX 03-3513-6979，e-mail：info@jcopy.or.jp）の許諾を得てください．